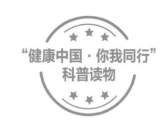

"健康中国·你我同行"
科普读物

耳聪鼻畅
喉清气爽

国家卫生健康委宣传司 组织编写

张 罗 主 编

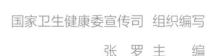

人民卫生出版社
·北 京·

图书在版编目（CIP）数据

耳聪鼻畅，喉清气爽 / 国家卫生健康委宣传司组织
编写；张罗主编. —北京：人民卫生出版社，2024.3
ISBN 978-7-117-36096-8

I.①耳… Ⅱ.①国… ②张… Ⅲ.①耳鼻咽喉病－
防治－普及读物 Ⅳ.①R76-49

中国国家版本馆 CIP 数据核字（2024）第 045141 号

耳聪鼻畅，喉清气爽
Ercong Bichang, Houqing Qishuang

策划编辑　庞　静　李元宏　　责任编辑　李元宏
数字编辑　杜鱼田　张嘉琳
书籍设计　尹　岩　梧桐影
组织编写　国家卫生健康委宣传司
主　　编　张　罗
出版发行　**人民卫生出版社**（中继线 010-59780011）
地　　址　北京市朝阳区潘家园南里 19 号
邮　　编　100021
E － mail　pmph @ pmph.com
购书热线　010-59787592　010-59787584　010-65264830
印　　刷　北京顶佳世纪印刷有限公司
经　　销　新华书店
开　　本　710×1000　1/16　印张:13.5
字　　数　150 千字
版　　次　2024 年 3 月第 1 版
印　　次　2024 年 3 月第 1 次印刷
标准书号　ISBN 978-7-117-36096-8
定　　价　75.00 元

打击盗版举报电话　010-59787491　　E － mail　WQ @ pmph.com
质量问题联系电话　010-59787234　　E - mail　zhiliang @ pmph.com
数字融合服务电话　4001118166　　　E - mail　zengzhi @ pmph.com

7

党的二十大报告指出，把保障人民健康放在优先发展的战略位置，完善人民健康促进政策。习近平总书记强调，健康是幸福生活最重要的指标，健康是 1，其他是后面的 0，没有 1，更多的 0 也没有意义。

普及健康知识，提高健康素养，是实践证明的通往健康的一条经济、有效路径。国家卫生健康委宣传司、人民卫生出版社策划出版"健康中国·你我同行"系列科普读物，初心于此。

系列科普读物的主题最大程度覆盖人们最为关心的健康话题。比如，涵盖从婴幼儿到耄耋老人的全人群全生命周期，从生活方式、心理健康、环境健康等角度综合考虑健康影响因素，既聚焦心脑血管疾病、癌症、慢性呼吸系统疾病、糖尿病、传染病等危害大、流行广的疾病，也兼顾罕见病人群福祉等。

系列科普读物的编者是来自各个领域的权威专家。他们基于多年的实践和科研经验，精心策划、选取了广大群众最应该知道的、最想知道的、容易误解的健康知识和最应掌握的基本健康技能，编撰成册，兼顾和保证了图书的权威性、科学性、知识性和实用性。

系列科普读物的策划也见多处巧思。比如，在每册书的具体表现形式上进行了创新和突破，设置了"案例""小课堂""知识扩展""误区解读""小故事""健康知识小擂台"等模块，既便于读者查阅，也增加了读者的代入感和阅读的趣味性及互动性。除了图文，还辅以视频生动展示。每一章后附二维码，读者可以扫描获取自测题和答案解析，检验自己健康知识的掌握程度。此外，系列科普读物作为国家健康科普资源库的重要内容，还可以供各级各类健康科普竞赛活动使用。

每个人是自己健康的第一责任人。我们希望，本系列科普读物能够帮助更多的人承担起这份责任，成为广大群众遇到健康问题时最信赖的工具书，成为万千家庭的健康实用宝典，也希望携手社会各界共同引领健康新风尚。

更多该系列科普读物还在陆续出版中。我们衷心感谢大力支持编写工作的各位专家！期待越来越多的卫生健康工作者加入健康科普事业中来。

"健康中国·你我同行"！

专家指导委员会

2023 年 2 月

《健康中国行动（2019—2030）》指出："把提升健康素养作为增进全民健康的前提"。到2030年，全民健康素养水平大幅提升，健康生活方式基本普及。为助力人民群众建立起完善的健康知识体系，国家卫生健康委宣传司组织编写了"健康中国·你我同行"系列科普读物，目的是汇集与百姓健康息息相关的科普知识，让读者在阅读和使用过程中，掌握正确的健康知识，树立科学的健康理念，并在今后能够指导个人、家庭的生产和生活，从而把健康中国战略的理念和要求融入人民群众日常生产和生活的方方面面。

耳鼻咽喉头颈外科疾病多为常见慢性病。在我国患病人口众多，其中中度以上听力损失人口高达7千万人，过敏性鼻炎患者约2.5亿人，睡眠呼吸暂停患者约6 500万人，头颈恶性肿瘤每年新发病例达数十万。但目前我国听力损失诊断干预率不足70%，过敏性鼻炎控制率不足50%，睡眠呼吸暂停诊断率不足20%，群众对耳鼻咽喉科常见疾病普遍存在认识不足和认知误区等问题。因此，对广大群众进行健康教育科普十分重要。

本次我们编写的《耳聪鼻畅，喉清气爽》分册，以耳鼻咽喉的健康观念为主线，以器官功能、疾病常见症状、相应疾病处理为主要版块，方便读者快速查找对应内容。每个版块下设数个知识点，科普了耳鼻咽喉生理功能的原理，以及耳鼻咽喉常见慢性病的管理和健康维护，旨在解决各年龄层次所关心的耳鼻咽喉健康的高频问题。图书文字通俗易懂，适合各年龄段读者进行阅读及解惑。该读物的特色非常突出，将知识性和趣味性统一起来，做到了图文并茂；其中穿插了有意义的案例及小故事，并配合图片、视频及健康问答，将核心健康知识转化为多种形式的知识问题并配以答案和解析，提高了读者阅读兴趣。本书编委均为相关领域权威专家，并有着丰富的科普写作经验，既有权威性、科学性，又有实用性、趣味性。

在此衷心感谢各位编写专家的付出，衷心祝福每一位读者都能有所收获，用知识护卫自己，健康平安每一天！

张罗

2024 年 2 月 15 日

目录

耳鼻咽喉和它们的邻居

耳鼻咽喉，身体的第一道防线

保持灵敏听觉的秘诀

关于眩晕你不知道的事情

您的嗓音，至关重要

怎样才能呼吸通畅，鼻清气爽

神奇的嗅觉

反应"过度"的身体
——过敏与健康

综合运输"中继站"
——吞咽和咽部健康

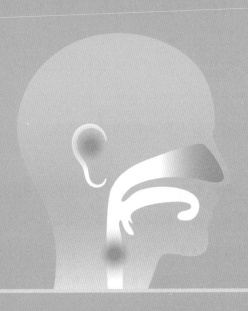

耳鼻咽喉和它们的邻居

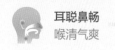
七窍真的相通吗

七窍相通是我们常听到的话语，七窍真的相通吗？七窍相通有何意义？下面我们将带领大家逐步地认识这些问题。

 小课堂 ● ● ● ● ● ● ● ● ● ● ● ● ●

1. 七窍是什么

七窍是中医的一个重要人体部位名词，指头面部七个孔窍。五脏的精气分别通达于七窍，五脏有病，往往可以从七窍的变化中反映出来。《灵枢·脉度》："五脏常内阅于上七窍也，故肺气通于鼻，肺和则鼻能知臭香矣；心气通于舌，心和则舌能知五味矣；肝气通于目，肝和则目能辨五色矣；脾气通于口，脾和则口能知五谷矣；肾气通于耳，肾和则耳能闻五音矣。五脏不和则七窍不通，六腑不和则留为痈。"

通俗来讲，七窍代表头面部与外界相沟通的地方，即眼、鼻、耳、口等。那么七窍之间如何沟通呢？我们将通过讲述解剖及生理学的知识，带领大家了解七窍内部的沟通情况。

2. 七窍间是相通的

眼、耳、鼻、咽喉等存在通过解剖学结构而相连的自然通道，因而七窍间是互通的。鼻腔与同侧的眼之间有一个连接管道，称为鼻泪管，可引流泪液到鼻腔。具体而言，上、下泪小管汇合成泪总管，泪总管汇聚到泪囊，泪囊向下连接鼻泪管，连通到同侧鼻腔内的下鼻道。通过泪囊及鼻泪管，眼可以和鼻连通起来，眼中的泪液可流到鼻腔。

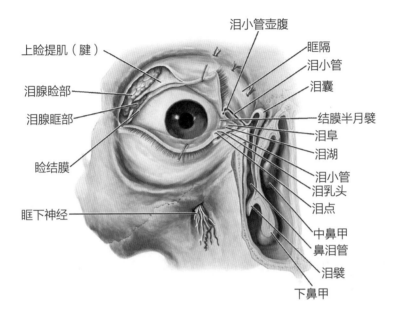

上睑提肌（腱）
泪腺睑部
泪腺眶部
睑结膜
眶下神经

泪小管壶腹
眶隔
泪小管
泪囊
结膜半月襞
泪阜
泪湖
泪小管
泪乳头
泪点
中鼻甲
鼻泪管
泪襞
下鼻甲

泪腺及泪道结构

双侧鼻孔向后通向一个共同的"房间"，即鼻咽部，鼻咽部侧面有一结构称为咽鼓管，咽鼓管的软骨部位于鼻咽部，向外上走行移行为咽鼓管骨部，咽鼓管骨部连接到中耳腔，这是上消化道、上呼吸道与中耳腔间连接的解剖学基础。换言之，耳可通过咽鼓管与鼻、咽、口等相通。

鼻咽部往下为口咽部，口咽部的前方即为口腔，因而鼻、眼、耳等是通过鼻咽部与口咽部及口腔相通的。咽部向前下方与喉连通，继而连接气管和肺；咽部向后下则连通食管和胃。

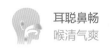

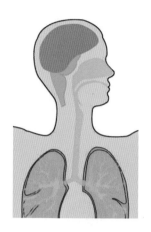

咽部

注：蓝色腔道示意鼻、咽作为呼吸道的起始部位，向前连通口腔，向下连通气管和肺。

3.　耳鼻咽喉相通的生理意义及重要性

耳鼻咽喉相通有着重要的生理意义。

中耳腔与鼻咽部通过咽鼓管连接，有利于保持中耳腔的压力平衡，咽鼓管的阻塞会导致中耳腔出现负压，时间久了形成积液，表现为中耳炎的症状。因此，咽鼓管的通畅及功能正常是维持正常中耳功能的重要基础。

眼和鼻通过鼻泪管相连，以使泪液能顺利地排入鼻腔。当该通路功能出现障碍时，泪液排出受阻，就会出现溢泪的现象。因此，泪道的通畅是维持正常眼功能的基础。

口鼻通过鼻咽及口咽相连接，口鼻相通是维持正常呼吸的基础。如果鼻腔结构异常，通气功能往往会受影响，会由经鼻呼吸改为经口呼吸。在儿童中，该症状的出现多为腺样体肥大和／或扁桃体肥大所导致，长期张口呼吸会导致患儿形成"腺样体面容"，造成患儿牙颌面发育畸形，严重时甚至发生睡眠呼吸暂停、缺氧和生长发育受限；在成人中，通气功能障碍会导致打呼噜（打鼾）甚至睡眠呼吸暂停。后者可继发夜间间歇性缺氧，严重时导致血压升高，增加心脑血管疾病等的发生危险。

知识扩展

1. 消化道和呼吸道的起始

消化道和呼吸道是机体必不可少的结构，承载着消化和呼吸的重要功能，是维持人体正常生理功能的重要器官。其中，消化道包括了口腔、咽、食管、胃及肠等，吞咽的食物经过口腔的咀嚼，到达咽腔，然后经过下咽进入食管。各种食物经过上消化道进入胃、小肠，各种营养在此吸收，以保证机体的能量供给。呼吸道包括了鼻、咽、喉、气管、支气管及肺等。呼吸的气流进入肺后，进行血气交换，把氧带入机体进入循环，供全身使用，同时将废弃物二氧化碳排出体外。呼吸的气流经过鼻腔或口腔，汇聚到咽部，然后经过喉到达气管及肺；因此，可以认为咽腔、鼻腔和口腔是消化道和呼吸道的入口。

2. 怎么实现食物和呼吸气体的"分流"

鼻腔向后通过鼻咽部，向下与口腔、口咽部相通，因此当出现呛水的时候，水会流到鼻子里或向下呛到气管里。咽的下方为喉，喉的下方为气管，气管是连接喉与肺的通道。喉的后上方及外侧为下咽，又称为喉咽（包括了下咽后壁、梨状窝及环后区等），是连接咽腔与食管的通道。

喉有一个重要的结构是会厌，主要由软骨和黏膜组成，位于喉

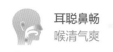
入口的上方。正常呼吸时，气流能正常通过鼻腔、鼻咽部、口咽部，经过喉腔进入气管，然后进入肺。反过来，呼出的气流经过喉腔、咽腔及鼻腔出来。在正常呼吸时，会厌位于其正常位置，不遮盖喉入口，以维持正常的呼吸功能。在进行吞咽动作时，由于咽喉共用一个通道，咽部的神经探测到食物和水需要吞咽时，会厌像一个盖子一样遮盖喉入口，同时舌根、声带等也会协助起到保护作用，防止食物"漏"到气管和肺。吞咽的液体和固体食物通过下咽进入食管。如果咽喉"感受"或"指挥"功能不灵敏，会厌功能有障碍，则会出现吞咽时，食物误呛入气管的现象，引起剧烈的呛咳，久而久之，会导致吸入性肺炎。

 误区解读

"七窍流血"就是中毒的表现

影视剧中经常会出现某角色"中毒"时出现七窍流血的夸张现象，场面很恐怖。然而该现象也只是在影视剧中出现，很少发生在现实生活中。但七窍间有相互连通的解剖学基础，这种连通可能导致鼻、咽喉出血量较大时血液从口、鼻，甚至眼角流出的情况，但这不代表"中毒"。

痛哭流涕——眼泪为啥从鼻子里流出来

有一个大家都非常熟悉的成语"痛哭流涕",常常用来形容人非常伤心地痛哭,涕泪交加的样子。爱动脑筋的读者也许会产生一个疑问,为什么人在痛哭的时候会流大量鼻涕呢?

 小课堂

眼泪的"下水管道"

鼻腔和眼睛的泪道系统是相通的。眼睛能够产生眼泪是因为泪器在起作用。泪器包括泪腺和泪道;泪道由上、下泪点,上、下泪小管,泪总管,泪囊和鼻泪管组成。泪腺分泌的泪液进入结膜囊后,可以对角膜进行滋润,防止出现角膜干燥而引起的疾病,如干眼症。多余的泪液则被位于上、下眼睑的上、下泪点收集,进入上、下泪小管,两个泪小管汇集到泪总管,泪总管开放于泪囊,泪囊起到一定储存泪液的作用。泪囊中的泪液储存较多时,在眼轮匝肌和韧带的收缩作用下,就把储存在泪囊中的泪液排入鼻泪管。鼻泪管的开口位于鼻腔的下鼻道,因此泪液最后通过鼻泪管进入鼻腔,从鼻腔里流了出来。当人情绪激动产生大量的眼泪时,大部分眼泪从眼眶里流出,还有小部分眼泪会被收集进入泪点、泪小管和泪囊,再进入眼泪的"下水管道"——鼻泪管。眼泪从眼眶流进了鼻腔,与鼻腔里的鼻涕混在一起,就被认为是鼻涕了,所以就出现了痛哭流涕的场面。

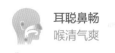
知识扩展

1. 为什么鼻炎时眼睛也会不舒服

很多文学作品在描写人物心情难过的时候，往往会描写为"她鼻子一酸，双眼红了，眼泪湿润了眼眶"。这里描写的是生活中常见的现象，那么这个现象的原理是什么呢？原来，除了鼻泪管可以把眼睛和鼻联系起来外，分布于鼻腔、眼眶的很多神经和血管也是相连的，将鼻和眼睛紧紧联系到一起。

如果鼻腔出现慢性炎症可能也会导致眼睛出现不适的感受。例如当过敏性鼻炎发作时，鼻腔黏膜出现充血、水肿的改变，分布于鼻腔的三叉神经分支的神经末梢周围会聚集大量的炎性细胞和炎症因子，当炎性细胞、炎症因子增多后，刺激神经末梢产生鼻酸、鼻痒、喷嚏的感觉，同时分布于眼睛的神经也产生共同反应，出现眼睛酸、眼睛痒的感觉。另外，当结膜接触过敏原产生过敏反应时，炎症因子刺激分布于眼睛的三叉神经分支的神经末梢，出现眼痒、眼干的感觉，也同样能引起分布于鼻腔的神经产生共同的神经反应，出现鼻痒、喷嚏的反应。总之，由于解剖相邻、功能相关，鼻和眼睛是息息相关的。

2. 鼻窦疾病为什么会影响眼睛

鼻窦和眼眶仅仅有"一墙之隔"，这个"墙"就是眶壁。鼻窦包括四组，分别为：额窦、筛窦、上颌窦和蝶窦，它们都位于眼眶周围；额窦位于眼眶的上内侧，筛窦位于眼眶的内侧，上颌窦位于眼眶的下方，蝶窦位于眶尖和视神经管的内侧，因此鼻窦出现病变也可能会导致眼睛的症状。

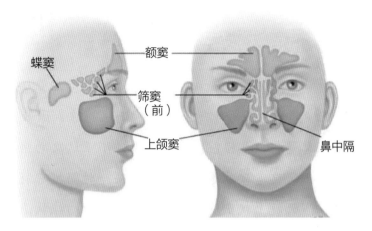

蝶窦　额窦　筛窦（前）　上颌窦　鼻中隔

鼻窦与眼眶的解剖关系

急性鼻窦炎时，鼻窦内大量细菌滋生繁殖，导致鼻窦的黏膜发生急性炎症，黏膜下血管扩张、渗出增多，黏膜处于充血肿胀的状态。当细菌毒力较强时，细菌感染扩散，进入黏膜周围的组织，甚至造成眶壁骨质破坏，使得眼眶与鼻窦之间的保护屏障结构被破坏，细菌可以直接进入眼眶，造成眶内的感染。除感染性疾病外，鼻窦的其他疾病，如鼻窦囊肿、鼻窦肿瘤（包括良性和恶性肿瘤）等，也可随着病变的不断生长而破坏眶壁，进而引起眶内结构的改变，眶内组织被侵犯、受累，出现相应症状。

鼻眼之间功能息息相关，属于"唇齿相依"的关系，我们要像爱护眼睛一样爱护鼻子，这样可以让我们不仅耳聪目明，同时还能拥有自由顺畅的呼吸。

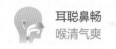
为什么鼻子旁边长痘不能挤

　　小王是个 16 岁的帅气小伙子，正值新陈代谢旺盛的年龄段，脸上总是起一些痘痘，非常烦人。小王这次的痘痘正好长在了鼻尖上，这怎么能忍！于是小王第一时间把它消灭掉了。没想到，当天晚上就出现了发热、全身乏力的症状，鼻尖部也出现了红肿。小王以为是感冒了，吃了感冒药就睡觉了。结果第二天出现了高热、头痛，整个鼻尖包括鼻翼都出现了红肿。父母赶紧把小王送到了医院，挂了急诊内科号。没想到内科医生让小王的父母带他去耳鼻咽喉科就诊。小王的父母感到奇怪：儿子发热为啥要看耳鼻咽喉科呢？

 小课堂

1. 小王得了什么病

　　小王鼻尖上的痘痘是面部皮肤的毛囊堵塞导致的，由于青春期皮脂腺分泌旺盛，时常会出现这种情况。小王把痘痘挤掉后，细菌由伤口侵入皮肤，导致了皮肤感染。面部的静脉网丰富，但是缺乏静脉瓣。细菌侵入皮肤后，可以逆行进入面部的静脉网，导致感染的面积扩大，引起广泛的皮肤红肿。如果感染没有及时得到控制，可能会进一步逆行感染到达海绵窦（一个头面部静脉的名字），引起海绵窦血栓性静脉炎，出现头痛、高热的症状。

2. 什么是面部"危险三角"

面部"危险三角"指的是外鼻两侧边界向下延续至双侧鼻唇沟为三角形的两边，口裂为底边，三个边围成的三角形区域。此区域内的皮肤及皮下软组织感染，可循面部浅层、深层静脉网逆行至面静脉、眼静脉，汇入至海绵窦，严重的可导致颅内感染。出现头痛、发热、眼部相关症状等。

 知识扩展

1. 面部皮肤感染应该如何正确处理

面部皮肤皮脂腺丰富，特别是部分"油性皮肤"的朋友，容易出现面部毛囊炎等感染问题。其实，对于皮肤抵抗力正常的患者，这类感染无需特殊处理。平时使用普通的香皂清洁面部即可。对于已经感染，皮肤局部出现发红的患者，千万不要用手去挤或者按压，以免感染扩散到周围。如果局部红肿伴有疼痛，可以局部使用抗生素软膏涂抹治疗。如果面部红肿面积进一步扩大，伴有头痛、发热等症状，请及时到医院就诊。

2. 耳、鼻的"天花板"是什么结构

鼻腔外侧和顶部分别是两侧的眼眶和颅底。鼻腔和筛窦顶壁即为前颅窝底，额窦后壁即为前颅窝前壁。鼻腔顶壁即筛骨水平板，薄、脆而多孔。因此，大脑和鼻腔是楼上下"邻居"的关系。这层天花板如果发生破损，脑脊液就可能漏入鼻腔鼻窦，形成脑脊液鼻漏。眼眶内有控制眼球活动的肌肉、眶内的脂肪、视神经等。当鼻窦感染时，可向外上蔓延至眼眶内，出现眶周肿胀、眼睑充血、眼

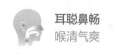

球突出、眼球活动障碍、视力下降等症状。而耳朵内部负责传音和感音的结构上方，由颞骨岩部顶壁骨质相隔即为中颅窝。可以说耳、鼻的"天花板"就是脑的"地板"，关系十分紧密。

3. **鼻子的疾病会不会影响大脑**

严重的鼻腔鼻窦感染、肿瘤向上蔓延可以影响颅内，可以导致脑膜炎、硬膜外脓肿、硬膜下脓肿，出现发热、头痛、恶心、呕吐等症状。因此一旦出现鼻窦炎相关症状的时候，应尽早治疗，避免出现上面提到的眶内、颅内的并发症。

4. **鼻内镜手术是什么**

鼻内镜手术是借助内镜（一根像筷子一样长度和粗细的硬质内镜）和特制的内镜手术器械，经由患者的前鼻孔进入鼻腔和鼻窦内进行手术操作。利用鼻腔鼻窦与眼眶、颅底的毗邻关系，部分颅底（如垂体瘤）和眼眶的手术可以通过这个途径进行，大大减小了患者的痛苦。

耳前的"小孔"是有福气的象征吗

小张最近很郁闷。他耳朵前面从小就有一个小孔，老人说是"耳仓"，叫"耳有仓眼，钱财满钵"。是不是带来钱财不知道，带来麻烦是真的。小张耳朵前面这个小孔里时不时就会流出来臭臭的白色液体，前一阵子因为出差劳累，竟然小孔周围还红肿起来了。最后小张只好去看医生，吃了药才消肿。小张纳闷道："小小耳仓，竟然还会带来这么多麻烦"。

　　几个月后，小张再次出现了耳前的红肿。这次他没有去看医生，而是自己吃了 3 天抗生素。但是这次用药非但没有好转，反而越肿越厉害，最后鼓起一个软软的红包。去了医院后，医生说已经形成了脓肿，必须切开引流。经过门诊治疗，1 个月后，小张伤口愈合、红肿消失，预约手术切除了耳前瘘管。

小课堂

1. 这个叫"耳仓"的小孔到底是什么

　　"耳仓"是传统民间称呼，认为是福气的象征。还有的地区叫"聪明孔"，认为有这种孔的孩子长大后大多聪明伶俐、有出息。实际在医学上把这个称作"耳前瘘管"，是一种先天性耳郭畸形。

2. 耳前瘘管是怎么形成的

　　人的耳郭是胚胎发育中鳃弓上六个突起相互融合形成的。在融合的过程中，由于各种原因，耳郭发育受到了阻碍，就会形成各种畸形，耳前瘘管就是其中一种。有的会形成耳前的附耳，也就是耳郭之外的小突起；还有的甚至会造成耳郭自身发育异常，形成各种形态畸形，比如招风耳；最严重的情况是耳郭和外耳道整体发育畸形，形成小耳畸形。

3. 耳前瘘管内部长什么样

　　耳前瘘管其实就是一个分支状的结构，就像皮肤下一棵倒着生长的小树，树干是瘘管口，树枝向下延伸一直到耳郭的软骨。每一根树枝表面实际上是皮肤组织，也会分泌皮脂，会脱落上皮。只不过这些脱落的皮屑和分泌的皮脂不是很容易排到体外，特别是瘘管比较深的患者，这就可能造成分泌物堆积，引起阻塞和感染。

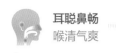
4. 除了耳前有瘘管，耳周围其他地方还会有瘘管吗

在耳郭前面出现瘘管是比较常见的，还有一类发生在耳垂后方，甚至外耳道里。民间也有"前仓米，后仓糠"的说法，耳后发生的瘘管叫"鳃裂瘘管"，也是耳郭发育过程受阻引起的，往往畸形更复杂，也更容易引起感染等并发症。

5. 如果有瘘管，应该怎么治疗呢

一般从未发生感染的瘘管，不一定需要治疗，可以注意日常清洁瘘口周围，避免发生阻塞，不要去挤。如果突然发生了红肿，要及时去医院就诊，应用抗生素治疗。如果已经形成了脓肿，就需要在医院进行切开引流治疗。发生过感染或者已经切开引流过的瘘管，很容易反复发作。建议在感染控制之后的发作间期，进行手术切除。

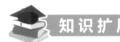 **知识扩展**

除了瘘管，还有什么耳畸形

（1）附耳：一般就是耳郭前方或者下颌角以上的面部的小凸起，有的凸起里还会有软骨。这个一般不会发生病变，如果感觉影响美观，可以考虑切除。

（2）耳郭形态畸形：耳郭本身结构存在，只是部分变形，比如角度异常的招风耳、整体向前缩窄的杯状耳、部分耳郭隐藏在皮肤下的隐耳等，一般不会有功能障碍。新生儿的形态畸形可以进行无创矫治，或者长大后做整形手术。

（3）耳郭结构畸形：耳郭结构有比较严重的缺失，失去了基本的形态，只剩下条状的凸起或者小贝壳样的残迹。耳郭结构畸形一般和外耳道畸形合并存在，外耳道是狭窄甚至闭锁的。这类情况除了发生耳郭外形的畸形以外，多数还会有听力下降，一般需要到医院就诊进行整形手术及听力手术。

 误区解读

1. **耳前瘘管是福气，不能切**

    不正确。耳前瘘管是不是福气不好说，带来麻烦是确实存在的。有些瘘管一直不会发生感染，与主人和平相处。有些瘘管则会间断发生红肿，甚至化脓；特别是曾经出现化脓感染的瘘管，很容易再次发生感染。如果是后一种情况，还是建议在发作间期进行手术，切除瘘管。

2. **经常挤一挤，把里面的脓挤出来就不会发炎了**

    不正确。瘘管口有时会流出一些稀薄的白色液体或者挤出来牙膏一样的固体，闻起来还有一点点油脂酸腐败的味道。这并不一定是化脓，可能就是正常的瘘管分泌物流出来了。如果出现这样的情况，要把管口的分泌物擦拭干净，避免阻塞瘘管的正常引流，而引起化脓。

3. **发炎了切开引流以后就不再犯了**

    不正确。切开引流只是放出了脓液，是控制感染的一个手段，往往这时瘘管组织还存在。因此应该在引流换药结束后及时就医，在感染发作间期进行切除手术。

答案：1. B　2. C　3. √

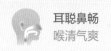
健康知识小擂台

单选题：

1. 下面关于耳前瘘管的描述错误的是（　　）

    A. 这是一种先天性耳郭畸形

    B. 发生化脓感染后必须立刻切除瘘管

    C. 一般选择抗生素治疗

    D. 瘘管分泌物发臭不一定是化脓

2. 以下适合鼻内镜手术治疗的疾病是（　　）

    A. 急性鼻炎　　　　　　　B. 急性鼻窦炎

    C. 慢性鼻窦炎合并鼻息肉　　D. 过敏性鼻炎

判断题：

3. 鼻腔和大脑是上、下楼邻居，大脑住在"楼上"，鼻腔住在"楼下"。（　　）

耳鼻咽喉和它们
的邻居自测题

（答案见上页）

耳鼻咽喉，
身体的
第一道防线

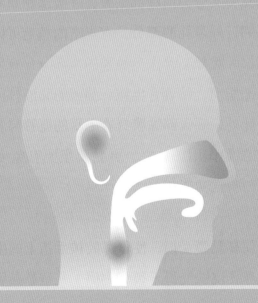

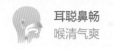
耳鼻咽喉的免疫和防御作用

乐乐妈妈最近很苦恼。乐乐今年 5 岁了，最近总是哭闹说鼻子又痛又痒，有时还流鼻血，听别人说是因为天气干燥，为此家里买了加湿器，但是效果并不好，直到有一天，妈妈看到乐乐挖完鼻孔后又流出了鼻血，才意识到是不是挖鼻孔的问题？

 小课堂

1. 鼻黏膜有什么功能

鼻黏膜是覆盖在人体鼻腔表面的一层组织结构，由上皮组织和疏松结缔组织构成。挖鼻时手指触碰到的就是鼻黏膜。根据结构与功能的不同，鼻黏膜又分为前庭部黏膜、呼吸部黏膜和嗅部黏膜三部分。前庭部是邻近外鼻孔的部分，有丰富的鼻毛可以阻挡空气中较大的尘粒吸入。呼吸部黏膜占鼻黏膜的大部分，有发达的上皮纤毛，它们可向咽部摆动，粘着有尘粒、细菌的黏液排向咽部，最终将其排出体外；此外，呼吸部黏膜有着丰富的血管与腺体，对吸入的空气有加温和湿润作用。总之，鼻黏膜主要有免疫与防御的功能，还有一部分与嗅觉功能相关。

2. 挖鼻孔有什么危害

挖鼻孔容易使鼻黏膜受损，使得鼻腔被手指上的细菌感染，导致鼻前庭发炎，鼻孔皮肤变得干裂、疼痛。儿童鼻黏膜常常很薄，极容易因为挖鼻导致黏膜破损，继而引起小动脉或者毛细血管的破裂，发生鼻出血。

3. 黏膜的免疫机制是什么

鼻黏膜主要由纤毛柱状上皮和嗅上皮构成，纤毛柱状上皮细胞表面有可以摆动的纤毛，同时细胞间还有杯状细胞及浆细胞。它们分泌的黏液中不仅有黏蛋白还有溶菌酶、抗体等起到黏附灰尘、对抗细菌和病毒等病原体的作用。我们将上皮纤毛及黏液称为鼻黏膜黏液纤毛系统，对上呼吸道有重要的保护功能。

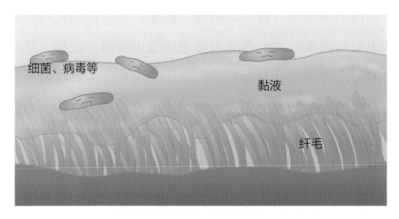

鼻腔黏膜纤毛传输系统示意图

4. 哪些因素影响黏膜防御功能

健康的鼻黏膜，其本身的防御系统可以在一定程度上对抗各种病原体的攻击，但在人体抵抗力下降或出现鼻腔局部病变（例如过敏性鼻炎、鼻窦炎等）时，就容易被病毒感染而发病。最常见的病毒是鼻部经常接触的鼻病毒，值得注意的是，鼻病毒、流感病毒等喜欢干燥的呼吸道黏膜环境。干燥的环境下，呼吸道黏膜的纤毛运

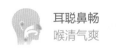
动能力会大大减弱，抵抗病毒的能力也会降低，这些病毒更易侵袭。有些病毒是人类的宿敌，如鼻病毒；鼻病毒早在几千年前就开始让古埃及人患上感冒，内源性逆转录病毒早在数千万年前就入侵了我们灵长类祖先的基因组。

 知识扩展

1. 鼻黏膜损伤会出现什么症状

鼻黏膜损伤之后，患者一般会出现鼻内的不适感。早期可以出现鼻子局部的疼痛感，可以是刺痛、钝痛，也可以是烧灼样的疼痛感。如果损伤面积较大，疼痛可能会持续不缓解。此外，还可能会出现鼻腔出血，甚至会有迅猛的出血，出血量较大，不容易止住。如果只是损伤到小的毛细血管，也可能仅仅表现为少量渗血，或者涕中带血。鼻黏膜损伤之后，局部可能会出现炎症反应，导致渗出增加，鼻腔分泌物增加，严重情况下可能会堵塞鼻腔，出现鼻塞等症状。

2. 如何帮助鼻黏膜损伤后的修复

（1）避免过敏原及污染环境：不断地持续接触过敏原就会不断地刺激鼻腔黏膜，从而造成损伤。在鼻炎发作期间外出最好佩戴口罩，不去空气质量差的污染环境。

（2）改掉挖鼻的不良习惯：手上附带的细菌容易刺激鼻黏膜，造成鼻黏膜损伤。还有些孩子因为一直流鼻涕，喜欢用纸巾堵住鼻子，这样的做法是不合理的而且会损伤鼻黏膜。

（3）加强锻炼，提高身体素质：通过运动，可改善血液循环，鼻甲内的血流不致阻滞。

（4）保持鼻腔湿度：当空气干燥的时候，鼻黏膜容易因干燥而破裂出血。尤其是在炎热天气，室内开空调更加容易干燥，这时可以使用加湿器保持鼻腔湿度。

（5）及时矫正鼻腔的畸形，如鼻中隔偏曲等。

（6）慎用鼻腔减充血剂，尤其不要长期、连续使用。

（7）盐水冲洗鼻腔：日常清洗鼻腔，可以把附着在鼻黏膜上的过敏原、有害物质及包裹细菌的黏液冲出鼻腔，减少刺激。

 误区解读

鼻子不舒服，自己用药物滴鼻子就可以了

药物性鼻炎的发生与不规范使用减充血滴鼻液直接相关。长期使用这类滴鼻液，鼻黏膜血管上的受体对减充血剂的敏感性会下降，并且用药后的药效维持时间也会缩短。在失去药效的时间里，鼻腔充血会发生反弹，症状更为严重。为获得疗效，患者会不自觉地加大使用剂量和提高使用频率，这会引起恶性循环，形成某种程度上的依赖。并且减充血剂会影响鼻腔黏膜纤毛的运动，导致腺体分泌的黏液潴留在鼻腔内，加重鼻塞、流涕。因此，减充血剂通常需要限制使用时间，一般不得连续使用超过1周，每日不超过2～3次。并且只建议用于那些鼻腔充血非常严重以至于妨碍其他鼻腔药物作用的患者（例如鼻喷用激素或抗组胺药）和那些在鼻炎急性期发生呼吸困难的患者。

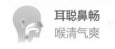
扁桃体切除影响免疫力吗

　　李小美今年4岁，从半年前开始出现睡觉时打呼噜，她的爸爸还发现小美睡觉时会有憋气现象。在耳鼻咽喉科进行检查后发现小美有腺样体和扁桃体肥大，腺样体堵了后鼻孔80%左右，两侧扁桃体都是Ⅲ度大，医生建议同时行扁桃体及腺样体切除术。小美的爸爸妈妈同意腺样体切除术，但纠结是否要同时切除扁桃体，因为听说扁桃体有着重要的免疫作用，是呼吸道的第一道屏障，没有扁桃体的话以后得支气管炎和肺炎的概率就会增加。

 小课堂

1. 什么是扁桃体

　　扁桃体广义的概念是指咽部黏膜中由无数淋巴滤泡在某些部位汇聚形成的团块状淋巴组织，包括咽扁桃体（腺样体）、咽鼓管扁桃体、腭扁桃体，以及舌扁桃体，其主要构成细胞均为淋巴细胞。但我们常用的简称"扁桃体"通常是指位于口咽部两侧腭咽弓及腭舌弓之间扁桃体窝内的腭扁桃体。

2. 扁桃体的功能是什么

　　扁桃体属于外周免疫器官，可产生

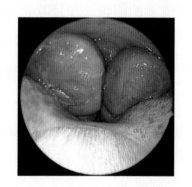

肥大的扁桃体

具有免疫作用的 T 淋巴细胞、B 淋巴细胞、吞噬细胞及免疫球蛋白等细胞和抗体，对通过血液、淋巴或其他途径侵入机体的有害物质（包括细菌及病毒在内）具有防御及免疫作用。这一功能通常认为对儿童更加重要，而在成人中，扁桃体的免疫功能已经更多地被其他免疫器官组织替代。

3. 扁桃体的作用不可替代吗

扁桃体在解剖及功能上属于咽淋巴环的一部分，其又称作"瓦尔代尔（Waldeyer）淋巴环"，主要由咽扁桃体（腺样体）、咽鼓管扁桃体、腭扁桃体、舌扁桃体、咽侧索、咽后壁淋巴滤泡等构成的"内环"；由咽后淋巴结、下颌角淋巴结、下颌下淋巴结及颏下淋巴结等构成"外环"。内环各自的淋巴组织相互连通，且内环淋巴流向外环，咽淋巴环中各个组成部分均可起到相似的免疫作用，对消化道和呼吸道上端起重要的保护作用，因此，单独腭扁桃体的作用并非不可替代。

4. 扁桃体切除术影响免疫力吗

很多患者或患者家属，尤其患儿的家长，对扁桃体切除术的主要担忧在于扁桃体切除术后儿童免疫力降低，更易生病，或者缺乏扁桃体的防御作用，更容易出现气管、支气管及肺的感染。当前主流观点认为扁桃体切除术并不会长期影响免疫力，主要原因是其功能并非不可替代；国内外均有研究发现，即使在部分行扁桃体切除术的儿童中，术后 1 个月内有免疫指标的降低，但不会影响长期的体液免疫及细胞免疫指标，证明扁桃体切除术不影响长期免疫力，主要原因可能是咽淋巴环中其他构成部分可起到充分的代偿作用。

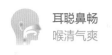

 知识扩展

1. 经常嗓子疼，切除扁桃体能治好吗

慢性扁桃体炎反复急性发作，或曾引起咽旁间隙感染或扁桃体周围脓肿者，可考虑扁桃体切除术。经常嗓子疼如果并不是扁桃体急性感染造成的，那么切除扁桃体并不会有所帮助。

2. 反复扁桃体炎会诱发心脏病吗

部分慢性腭扁桃体炎可作为病灶，诱发机体产生变态反应，引起各种并发症，如风湿性关节炎、风湿热、心肌炎、肾炎、长期低热等。有关病灶发生机制的学说甚多，目前多数学者倾向于变态反应学说，存在于病灶器官（如腭扁桃体）中的病原体或毒素可作为异体抗原，使体内产生特异性抗体，引起各种病灶性疾病。

但心脏疾病的病因很多，并不是心脏问题都和扁桃体炎有关，扁桃体炎也不一定会损害心脏。目前尚无客观确切的方法检验"病灶"与全身性疾病的联系。在经过相应疾病科室医生和耳鼻咽喉科医生的检查，考虑慢性扁桃体炎是引起或促进风湿热、肾炎、关节炎、风湿性心脏病等疾病发生进展的可能原因之一时，患者确实可以切除扁桃体来尝试减少上述风湿免疫疾病的发作。

 误区解读

1. 患者可选择扁桃体部分切除术以更好地保留其免疫功能

扁桃体部分切除术与扁桃体全切除术相比，优势并不在于保留了部分免疫功能，如前所述即使扁桃体全切除术亦不会对患者的长期免疫力产生明显影响。相比扁桃体全切除术，当前观点认为部分切除术的优势主要在于患者术后疼痛程度轻且恢复更快，但其缺点在于术中出血更多，且有残余扁桃体再增生肥大需要二次手术的风险。建议由医生根据具体情况来决定手术的范围，比如对于扁桃体过度肥大，妨碍吞咽、呼吸功能，以及语言含混不清者，或在外科治疗单纯鼾症及阻塞性睡眠呼吸暂停时，可采用扁桃体全切除术，更多地释放扁桃体占据的空间。

2. 扁桃体切除的效果和医生使用的手术工具有关

扁桃体切除术的历史很长，在医学发展过程中，也发展出了多种各有特点的手术工具，如传统的冷器械、电刀或激光等热切割工具，以及目前广泛应用的等离子射频消融等。但这些工具并不存在绝对优劣之分。首先，与手术疗效密切相关的主要是适应证选择、围手术期管理和手术风险的妥善把控。与冷器械或电刀等热切割工具相比，等离子射频技术在扁桃体切除的术中出血及术后疼痛控制方面均具有优势。但从创面愈合速度及成本方面，冷器械也有一定优点。根据是否需要成形咽腔，患者的原发病及解剖条件，医生会选择合适的手术工具，也可能会配合使用多种工具。

通畅的上呼吸道是良好睡眠和免疫力的保障

人的一生中，有 1/3 的时间都在睡眠中度过，睡眠是人类不可缺少的一种生理现象。鼻、咽喉等的通畅和健康对维护良好的睡眠非常重要。

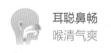
 小课堂

1. 睡眠时人体在干什么

睡眠有两大生理功能：维持人体细胞内环境稳态与处理大脑信息，主要是通过保存能量、促进代谢物排出、增强免疫功能、促进生长发育和增强学习记忆等途径而实现的。

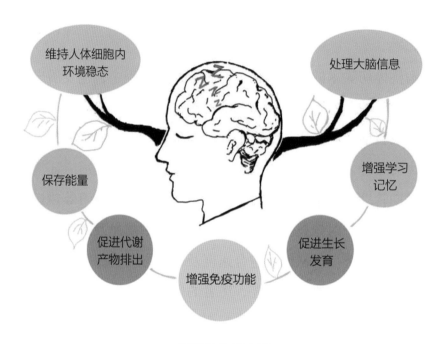

睡眠的生理功能

（1）保存能量：睡眠时期人体各项生命活动降低到最低程度。基础代谢率维持在最低水平，耗能最少，此时副交感神经活动占优势，合成代谢加强，有助于能量的贮存。与觉醒状态相比，睡眠时体温主动调节到一个较低水平，体内的热量从内部到外周会重新分布。

（2）促进代谢产物排出：白天脑内代谢产物不断积聚，睡眠时大脑可高效地清除代谢产物，从而恢复脑活力。

（3）增强免疫功能：睡眠不足会导致免疫能力减弱，反过来，当人体免疫力下降时也需要睡眠来巩固增强。例如在我们感冒的时候，就比较容易犯困，其实这是调节睡眠辅助免疫系统恢复的过程。

（4）促进生长发育：良好的睡眠是保证生长发育的关键，如果深度睡眠被剥夺可造成大脑功能的永久性损伤或发育障碍。

（5）增强学习记忆：睡眠对记忆长期巩固起着关键作用，记忆巩固依赖于学习后的睡眠，如果努力学习一段时间后，立即进入睡眠状态，对所学的东西和记忆有加强作用。

2. 鼻、咽喉等的通畅和健康是维护良好睡眠的重要条件

鼻腔是呼吸的通道，正常的鼻呼吸依赖于鼻腔适当的阻力。正常情况下，两侧下鼻甲充血状态呈现规律性的交替性变化，间隔2～7小时出现1个周期，称为鼻周期；其生理意义在于促使睡眠时反复翻身，有助于解除疲劳，也有人认为它可使鼻黏膜在与外界接触的过程中有休息的机会。

我们的大脑中有亿万个神经细胞，无论是在清醒状态还是在睡眠状态，这些神经细胞都在有序活动，构成不同深度的睡眠期并释放微电流，通过脑电图可以记录到这些活动和观察人体处于哪个睡眠期。进入深睡眠的前提是需要从浅睡眠"平稳过渡"，避免来自体内体外环境的干扰。而鼻、咽喉不畅导致呼吸阻力过高，是造成第二大类睡眠疾病——睡眠呼吸障碍的主要原因。一旦呼吸受阻，人体就会继发微觉醒反应来自救，但这个过程会干扰和破坏正常睡眠结构，造成睡眠质量低下。

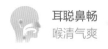

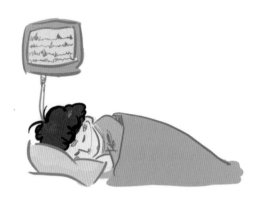

通过脑电图记录睡眠结构

 知识扩展

1. 如果睡眠不好会有哪些危害呢

在睡眠中，我们很多的生理功能仍然在工作。如果睡得不好就会出现白天嗜睡、疲倦昏沉、沮丧易怒、学习能力低下、判断力失常、反应力迟钝、注意力不集中等一系列症状；也会引起免疫力下降、心血管疾病、糖尿病、内分泌失调、抑郁症、胃肠道问题、老化加速、性功能衰退等病症。

2. 我们需要睡多久才算健康睡眠呢

专家通过多年研究发现，每天睡眠时间低于 4 个小时的成年人猝死的概率要比正常人高出很多倍，所以大家至少要保证 6 个小时的充足睡眠。但不同年龄段的人睡眠规律及需求不同，美国国家睡眠基金会提出了人类不同年龄阶段对睡眠的生理需求时间。

人类不同年龄阶段的健康睡眠时间

< 3个月	3个月~ < 1岁	1 ~ 2岁	3 ~ 5岁	6 ~ 13岁	14 ~ 17岁	18 ~ 25岁	26 ~ 64岁	≥ 65岁
14 ~ 17 小时	12 ~ 15 小时	11 ~ 14 小时	10 ~ 13 小时	9 ~ 11 小时	8 ~ 10 小时	7 ~ 9 小时	7 ~ 9 小时	7 ~ 8 小时

 误区解读

1. 睡得多就睡得好，多睡觉有助于健康

实际上刻意地延长睡眠时间并不一定能弥补自己的睡眠不足，正相反，如果一味地赖在床上，却没有得到高质量的睡眠，对于人体反而是有害无益的。如果身体醒来却还赖在床上，就会缩短了接触阳光的时间，体温也会因为身体长期处于不活跃状态而变得过低，从而分泌出大量的褪黑素——一种可以促进睡眠的人体激素；这样，你接下来的一天会感到更累而且昏昏欲睡。

2. "打工人"晚上熬夜工作，在上班路上补觉，这样的补觉方式是合理的

这个想法是错误的。睡眠是个有规律的过程，由浅入深。只有在睡眠中进入了"深睡眠"，并且完成几个循环过程后，才能使疲劳得到充分的消除。显而易见，在车上补觉、打盹，容易受到各种因素的干扰，车辆的晃动、光线的刺激、声音的影响、空间的狭窄等都不容易使人进入"深睡眠"状态，而在"浅睡眠"状态下休息，无法使人的精力得到充分恢复。白天疲劳的时候小睡一段时间有助于体能的恢复，但是尽量选择合适的睡眠环境。

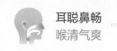
吃抗生素"杀菌"能解决流脓鼻涕的问题吗

娇娇今年6岁，反复流鼻涕已经4年了，每次感冒都会发生，鼻涕时而清色，时而黄色。老师反映，娇娇上课总是擦鼻涕或擤鼻涕，不仅导致她自己注意力不集中，而且影响其他同学。家长思来想去，觉得需要吃点抗生素"杀菌"。

 小课堂 ● ● ● ● ● ● ● ● ● ● ● ● ● ● ●

1. 鼻涕是怎么产生的

鼻涕是鼻腔黏膜上皮细胞分泌的液体，正常情况下，人们无法感觉到鼻涕的存在，而且其具有湿润和保护呼吸道的作用。感染、过敏等因素可导致鼻腔黏膜水肿，产生过多鼻涕，向前流出表现为流鼻涕，向后流则表现为鼻涕倒流或形成痰液。鼻腔合并细菌或真菌感染时，可表现为脓涕或脓痰。

2. 流鼻涕影响健康吗

少许的或偶尔流鼻涕对人体健康没有太大的妨碍。然而，过多的鼻涕分泌可能堵塞鼻和耳之间连接的咽鼓管，引起耳感染和耳痛，也可引起鼻窦感染。鼻涕倒流，可能引起下呼吸道感染，比如支气管炎或肺炎等。

3. 流鼻涕的常见原因

流鼻涕的常见原因有普通感冒、流行性感冒、细菌性鼻窦炎、真菌性鼻窦炎、过敏性鼻炎及血管运动性鼻炎等。

4. 怎么知道我的流鼻涕"不正常"

流鼻涕"不正常"多表现为鼻涕的量明显变化，有时表现为鼻涕的颜色改变，同时可能伴发其他众多症状，例如：①较多的清涕，并伴随着打喷嚏、鼻塞等；②持续流脓涕，特别是单侧鼻孔流鼻涕；③脓涕中带有血丝，或合并鼻出血；④流脓涕伴有鼻腔异味；⑤流脓涕伴有咳嗽、憋气、睡眠张口呼吸等；⑥流脓涕伴有发热、眼睛肿胀；⑦流脓涕，伴视力下降。

5. 流脓涕该怎么办呢

出现以下情况，请及时去医院检查和治疗。

（1）流脓涕，伴有张口呼吸、睡眠打呼噜，儿童患者需要除外腺样体肥大合并鼻窦炎。

（2）单侧流脓涕，伴有面部、眼部肿胀的患者，需要除外鼻窦炎合并眶内并发症。

（3）出现头痛、咽喉肿痛，特别是有基础疾病或免疫缺陷的患者，需要除外真菌感染。

（4）单侧流脓涕，且伴有恶臭的患者，需要除外恶性肿瘤。

（5）流脓涕，伴有胸闷、憋气的患者，需要除外下呼吸道感染。

（6）症状持续 3 周。

（7）流脓涕伴发热。

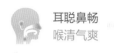
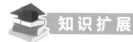

1. 医生通过什么判断"流脓涕"的问题

（1）在普通门诊，医生通常使用前鼻镜检查鼻腔情况。对于鼻腔后部和鼻咽的情况，需要鼻内镜和电子鼻咽镜等设备检查患者鼻腔及鼻咽部情况。

（2）对于中鼻道或窦口有流脓或新生物的患者，需要进一步行鼻窦 CT 或鼻窦核磁共振检查。

2. 流脓涕需要抗生素治疗吗

（1）急性鼻窦炎：通常情况下，急性鼻窦炎的病程具有自愈性，不需要使用抗生素。以下情况需要考虑应用抗生素：①儿童流脓涕伴有咳嗽，2～3 周未见改善者；②发热超过 39 摄氏度；③头痛和面部肿痛者；④眼部肿胀者。

（2）真菌性鼻窦炎：对于真菌性鼻窦炎，主要的治疗方法为手术，抗生素对真菌性鼻窦炎不起作用，反而会加重真菌感染的程度。

误区解读

1. 流脓涕就是鼻窦感染，不必在意

流脓涕通常情况下是由鼻窦或鼻腔感染导致的。但少数情况下，例如一些肿瘤坏死时，也可伴有流脓涕。如果完全不在意可能导致病情迁延或错过最佳治疗时机。

2. 流脓涕意味着细菌感染，都要使用抗生素

流脓涕最常见的原因是细菌感染，但少数情况下，真菌感染或

真菌合并细菌感染，也可以出现流脓涕，不建议自行随意使用抗生素。

3. 流脓涕就是指脓鼻涕从前鼻孔流出

部分患者流脓涕可以表现为鼻涕倒流和咳嗽、咳痰，需要重视。

颈部的淋巴结肿大是转移癌吗

小王今年 33 岁，1 个月前去按摩店按摩时无意中发现右侧颈部有一个淋巴结，坚硬如石，可以活动，不疼不痒。同事告诉他颈部淋巴结十有八九是淋巴瘤或其他癌症转移，要当心，吓得他赶紧去医院检查。

 小课堂

1. 为什么说颈部淋巴结是我们的御敌"屏障"

人的全身各处分布着很多淋巴结，一些浅表的淋巴结会成群成串地分布在颈部、腋窝、腹股沟等部位；其中，颈部淋巴结很丰富，在全身约 800 枚淋巴结中有 200～300 枚位于颈部。当病毒、细菌、癌细胞等侵犯人体时，淋巴结可以截留这些"坏蛋"并激活免疫系统来清除它们，我们可以把淋巴结理解为身体抵御外敌入侵的一道屏障，相当于门卫。健康的淋巴结很小，横径多在 0.5 厘米以内。当淋巴结遭遇外敌入侵时，就会变得肿大，浅表的肿大淋巴结可以直接被触摸到，内脏器官的肿大淋巴结则可以通过超声、

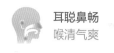
CT 等检查发现。

2. 颈部肿块的形成

颈部的组织或者器官发生增生性病变，增大后形成肿块，都表现为颈部肿块，其中颈部淋巴结肿大是颈部肿块的最常见的原因之一。

颈部淋巴结肿大的原因很多，最常见的是各种头颈部感染或某些全身性感染引起的淋巴结发炎、肿大，如感冒（上呼吸道感染）、咽炎、喉炎、扁桃体炎、牙龈炎、EB 病毒感染、巨细胞病毒感染、结核、弓形虫病等。此外也可能见于淋巴瘤和其他头颈部恶性肿瘤的淋巴结转移。

如果淋巴结质地柔软，能活动，与周围组织和皮肤无粘连，有游离感，同时伴有红、肿、热、痛等典型症状，则可能是急、慢性炎症类疾病。如果多个颈部淋巴结在数周至数月内增大，出现波动感或相互粘连，但无明显炎症表现，偶伴有低热，则可能提示淋巴结核。如果是质地坚硬的颈部淋巴结，尤其是老年患者和长期大量吸烟的患者，则可能提示淋巴结转移性病变，如口腔癌、扁桃体癌、鼻咽癌、喉癌、甲状腺癌、下咽及食管癌等。

3. 早期颈部肿块的识别和处理

颈部肿块分为炎性病变、先天性疾病和肿瘤三类，肿瘤又有良性和恶性之分。首先，颈部肿块存在"3 个 7 规律"，7 是指肿块出现的时间长短。一般 7 天以内的多为炎症性肿块，7 周~7 个月的则很可能是肿瘤性肿块，肿块的良恶性则与其生长速度有一定的关联性。若肿块存在 7 年以上，很可能是先天性肿块。其次，颈部肿块还有"5 个 80% 规律"：① 20% 的颈部肿块源于甲状腺，80%

源于甲状腺外；②20% 是先天性和炎症性肿块，80% 是肿瘤性肿块；③20% 是良性肿块，80% 是恶性肿瘤；④在恶性肿瘤里，20% 是颈部原发，80% 是转移性肿块；⑤在转移性肿瘤里，20% 原发灶在头颈部以下，80% 源于头颈部。因此，颈部肿块的恶性概率较高，需要大家高度重视。

如何诊断和治疗颈部肿块？先通过内镜、超声、CT、核磁共振、肿块活检等检查，判断肿块的类型及性质，建议发现颈部肿块的患者到耳鼻咽喉头颈外科就诊。若是恶性肿瘤，需找到原发灶并进行针对性治疗。根据恶性肿瘤的原发部位以及不同分期，治疗方式各有不同，具体手段包括手术、放疗、化疗等。针对出现颈部淋巴结转移的情况，可进行颈部淋巴结清扫；针对无法实现根治的晚期患者，可以通过姑息治疗延长患者生命，提高患者生活质量。

 知识扩展

1. 医生通过什么判断颈部淋巴结是良性还是恶性

颈部淋巴结属于人体正常的免疫器官，正常情况下质地较软、表面光滑、活动度佳且边界清楚。颈部不同区域的淋巴引流到相对区域的淋巴结。头颈部原发恶性肿瘤容易发生颈部淋巴结转移，因此熟悉颈部淋巴结的分区及不同原发肿瘤颈部淋巴结的转移特点，对临床的诊断和治疗有重要意义。

在临床上，颈部淋巴结主要分为六个区域，分别为颏下及下颌下淋巴结区（Ⅰ区）、颈内静脉上组淋巴结区（Ⅱ区）、颈内静脉中组淋巴结区（Ⅲ区）、颈内静脉下组淋巴结区（Ⅳ区）、颈后三

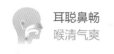
角淋巴结区（Ⅴ区）、中央区淋巴结及上纵隔淋巴结区（Ⅵ区）。

颈部淋巴结转移的发生部位与原发肿瘤的淋巴引流区域相关，口腔癌淋巴结转移主要发生于Ⅰ区、Ⅱ区、Ⅲ区，而口咽癌、下咽癌和喉癌主要发生Ⅱ区、Ⅲ区，鼻咽癌转移淋巴结多为双侧发生，除常见于Ⅱ区、Ⅲ区、Ⅳ区外，咽后区、颈后三角区为鼻咽癌淋巴结转移的特征性部位，这与其他部位原发肿瘤有极显著性差异。故咽后区淋巴结肿大时，应首先考虑鼻咽癌可能，若同时伴有颈后三角区淋巴结肿大，则诊断准确性更高，但须与淋巴瘤相鉴别。

2. 颈部恶性淋巴结要怎么治疗

在颈部肿块中，颈部淋巴结转移癌发病率仅次于慢性淋巴结炎和甲状腺疾病。超声引导下经皮穿刺活检是获取病理诊断的主要手段之一，具有诊断率高和创伤小的特点。大部分颈部淋巴结转移癌都能找到原发灶，但仍有 2%～5% 颈部转移癌患者至死亡都无法找到原发灶。

颈上部、中部淋巴结转移性癌多来自鼻咽、口腔、口咽、喉及下咽部，下颈部或锁骨上的转移性鳞癌多来自食管、肺及胃；多采用以手术为主的综合治疗方法，术后加用放疗或化疗。

3. 如何缓解和预防颈部淋巴结肿大

日常生活中应注意劳动保护，避免外伤，若有皮肤损伤应及时处理，防止感染蔓延。提高免疫力，减少上呼吸道感染，若患有鼻炎、咽炎及扁桃体炎等，尤其是急性感染，也应及时抗感染、消炎或进行适宜的治疗以控制感染。平日应注意锻炼身体，增强体质。饮食宜清淡，保持良好的生活作息，降低扁桃体炎等炎症发生概率，减少颈部淋巴结炎症性病变。

对于颈部淋巴结恶性病变，日常生活中要改善不良生活习惯，如戒烟、戒酒，平时定期进行体检（比如行甲状腺及颈部淋巴结超声检查），加强口腔卫生，生活规律，劳逸结合。如果发现无痛性肿大淋巴结，及时就医，早诊断、早治疗。

长了结节或囊肿会变成癌吗

小王今年 29 岁，单位体检时做甲状腺超声检查发现甲状腺上长了两个结节，然后就上网搜索了关于甲状腺结节的病例，总觉得自己的结节一定是恶性的，越想越担心。

 小课堂 ● ● ● ● ● ● ● ● ● ● ● ● ● ●

1. 体检发现甲状腺结节之后要怎么办

如果在体检中发现了甲状腺结节，首先不要过于恐慌，尽快到耳鼻咽喉头颈外科就诊。医生会根据你的年龄、性别及是否有伴随症状，结合超声显示结节的回声、大小、形态、周围血流情况及其他相关危险因素，来决定进一步的诊断和治疗策略。

2. 造成甲状腺结节的生活因素有哪些

甲状腺结节的确切原因尚不清楚，但是下面这些生活因素可能会增加患病的风险。

（1）碘摄入量：碘是甲状腺激素合成的必需元素。过量或过少的碘摄入都可能引起甲状腺问题，包括甲状腺结节。

（2）生活习惯：精神过度紧张、工作压力大、熬夜、作息不

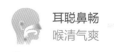
规律、焦虑、抑郁等情况下也可能会形成结节。

（3）辐射暴露：头颈部受到放射线辐射，特别是在儿童和青少年时期，可能会增加患甲状腺结节的风险。

（4）年龄和性别：女性和年龄较大的人更容易发生甲状腺结节。

（5）家族史：如果你的家族中有人患有甲状腺疾病，那么你可能有更高的罹患甲状腺结节的风险。

请注意，这些只是危险因素，不是确定性因素。即使你没有这些危险因素，也可能发生甲状腺结节；反之，即使你有这些危险因素，也不一定会发生甲状腺结节。

3. 甲状腺结节都会变成癌吗

并不是所有的甲状腺结节都会变成癌。实际上，大部分甲状腺结节都是良性的。在所有的甲状腺结节中，只有 5%～10% 的结节是恶性的，即甲状腺癌。

4. 甲状腺癌的手术方式有哪些

根据手术入路不同可分为传统开放手术和腔镜手术。传统开放手术通常在颈部沿皮纹做横行切口；腔镜手术则使用高清内镜经口、经腋或经乳晕入路，颈部无切口。根据癌症的类型，肿块大小、位置及是否伴随颈部淋巴结转移，选择不同的手术切除范围。

（1）甲状腺全切除术：这是最常见的手术方式，医生会切除整个甲状腺。

（2）甲状腺腺叶加峡部切除术：只切除甲状腺的一部分，通常用于早期、较小的恶性结节。

部分患者需要进行淋巴结清扫。

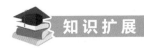 **知识扩展**

1. **医生通过什么检查评估甲状腺结节**

（1）甲状腺 B 超检查：甲状腺结节的首选检查。可明确结节部位、数目、大小、囊实性，结节边缘清楚与否、结节内有无血管斑和微小钙化灶等，对鉴别结节良恶性有一定的作用。

（2）血清学检查：包括甲状腺功能、甲状腺相关抗体、血清降钙素等。甲状腺功能与结节良恶性关系不大，但如果甲状腺结节合并甲亢（甲状腺功能亢进）或甲减（甲状腺功能减退）则需要针对其做相关治疗。血清降钙素检测有利于更早发现甲状腺髓样癌。

（3）细针穿刺细胞学检查：应用细针从甲状腺结节中抽出部分细胞进行病理学检查，其灵敏度和特异度高达 95%，一般应用 B 超引导下穿刺，可以进一步提高准确率。

（4）放射性核素扫描：目前不列为甲状腺结节的常规评估检查。扫描对区分良恶性病变的意义较小。相对于周围正常腺体组织，大多数良性和恶性实质性结节为低功能。因此，发现冷结节很少有特异性，而且周围正常腺体组织重叠摄取核素可能会漏诊小的结节。

2. **甲状腺结节一定需要手术吗**

并不是所有甲状腺结节都需要进行手术。甲状腺结节是一种很常见的现象，大多数的甲状腺结节其实都是良性的。在许多情况下，如果结节较小且长时间无明显增大，医生可能会建议进行观察和定期检查，而不是立即进行手术。例如，通过定期的超声检查，可以跟踪结节的大小和形状，如果没有明显的变化，可能就无需

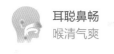
手术。

然而，一些特殊的情况下，可能需要考虑手术。例如，结节增长得很快，或者对正常生理功能上产生了影响（比如产生过多的甲状腺激素，导致甲亢），或者造成了一些不适的症状（例如呼吸困难、吞咽困难），或者检查结果提示可能是恶性的。在这些情况下，手术可能是最好的选择。

3. 甲状腺术后会对生活造成哪些影响

虽然大多数情况下甲状腺手术是安全的，但任何手术都可能带来一些影响和风险。首先，患者可能需要一段时间来恢复，术后可能会感到疲劳、咽喉痛和声音嘶哑，这是因为甲状腺靠近喉返神经，其在术中容易受到扰动，大多数患者的症状在数周内就能恢复。

术后长期来看，因部分或全部甲状腺被切除，体内可能会缺少甲状腺激素，需要终身服用甲状腺激素来维持正常的身体功能。甲状腺激素对身体的许多系统都有影响，包括循环系统、消化系统和神经系统，因此，可能需要一段时间去调整合适的药物剂量。

部分人术后会有一些心理反应，比如对手术瘢痕的自我意识，或者对身体改变的焦虑。有些人可能需要寻求心理支持来应对这些情绪。

总而言之，手术对生活的影响会因人而异，需要根据个人情况进行管理和调整。医生和护士将会提供一些具体的建议和指导，帮助患者应对手术后可能出现的生活变化。

误区解读

1. 甲状腺有问题需要首先做 CT 检查

对于甲状腺问题，首选的检查手段通常是超声。虽然 CT 检查可以提供更详细的图像，但是由于其存在辐射性，对于甲状腺这样的器官，我们更倾向避免使用 CT 检查。除非在特殊情况下，例如怀疑有其他颈部结构受到影响，或者在手术前评估甲状腺癌的范围时，才会考虑使用 CT 检查。

2. 甲状腺全切了会造成内分泌紊乱

甲状腺手术，特别是甲状腺全切除术，确实会影响到体内甲状腺激素的水平。甲状腺激素是体内的一种重要激素，它影响身体的新陈代谢、心跳、体温等许多重要功能。如果没有了甲状腺，你的身体就不能自然地制造这种激素了，这可能会导致所谓的内分泌紊乱。

然而，现代医学可以通过甲状腺激素替代疗法，帮助补充这种激素，保持体内甲状腺激素的平衡。经过适当的剂量调整，患者可以过上正常的生活，没有显著的身体功能问题。

3. 甲状腺癌是"好癌"

人们说甲状腺癌是"好癌"，主要是因为相比于其他类型的癌症，甲状腺癌的预后通常较好，5 年生存率相对较高。特别是对于一些早期的甲状腺癌，经过适当的治疗，患者的 5 年生存率和生活质量都可以得到很好的保证。

然而，这并不意味着甲状腺癌可以轻视或忽视。虽然大多数甲状腺癌的预后较好，但也有一些表现得更为侵袭的类型，如甲状腺

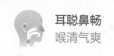
未分化癌，因其预后极差被称为"癌中之王"。而且，任何癌症的治疗都可能带来生理和心理的压力，包括甲状腺癌。所以我们不能轻易地把它看作是"好癌"。

在治疗甲状腺癌的过程中，可能会需要手术、碘-131、药物治疗等多种方法，这些都可能对患者的生活质量产生一定的影响。此外，如果因为病情需要进行了甲状腺全切除术，患者还需要终身口服甲状腺激素行替代治疗，来维持身体的正常功能。

所以，甲状腺癌的治疗需要专业的医疗团队和患者积极配合，以达到最佳的治疗效果。

烟草对上呼吸道的危害

老张 50 岁，但已经有 30 多年的吸烟史了，最近因为攻坚一个项目压力巨大，抽烟也多起来了，然而嗓子痒痒的老毛病在这时候却更加烦扰他，每天感觉好像卡了什么东西，咳也咳不出来，咽也咽不下去，每次开会都要不停地清嗓，然而去医院检查也没有结果，医生建议他戒烟。老张委屈，吸烟和嗓子（咽喉）有啥关系，烟雾不都吹出去了吗？

 小课堂

1. 吸烟对上呼吸道有影响吗

众所周知，吸烟有害健康，吸烟对咽喉也有影响。烟草中含有很多有害物质，例如尼古丁、煤焦油、苯并芘等，吸烟会对鼻、咽、喉黏膜造成刺激，容易引起咽喉慢性炎症、嗅觉障碍等，同时，长期吸烟是引发咽喉癌、口腔癌的高危因素。

2. 吸烟和咽喉肿瘤的关系

吸烟会增加喉癌的患病风险。有研究表明，95% 的喉癌患者都有长期吸烟史，而且开始吸烟年龄越早、持续时间越长、吸烟数量越大、吸粗制烟越多、吸入程度越深和不戒烟者，喉癌发病率越高，一般估计吸烟者患喉癌的概率是不吸烟者的 10 ～ 15 倍。而且长期吸入"二手烟"的人群患癌的概率也会增加。烟草烟雾中含有69 种已知的致癌物，这些致癌物会诱发癌基因或抑癌基因突变，使正常细胞增殖机制失调，最终导致咽喉细胞癌变。因此，吸烟会增加咽喉部肿瘤的患病风险。

 知识扩展

1. 香烟如何影响呼吸道黏膜

香烟内的主要物质是干烟草，但是经过化学处理又添加了很多其他成分。点燃香烟产生的烟雾中含有上千种化学物质，很多是有毒物质，包括尼古丁、丙酮、铝、砷、苯、镉、一氧化碳等。吸烟时有害物质会对咽喉部位产生刺激，可导致咽喉黏膜出现干燥、充血、水肿，长期吸烟可致咽喉部黏膜萎缩、纤毛运动迟缓或停止，降低了黏膜对外界病毒及细菌的抵抗力，进而引起声音嘶哑、异物感、烧灼感、反复清嗓、咽部有痰等症状，引发慢性喉炎、慢性咽炎、声带息肉等，影响正常生活。

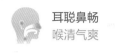

2. 二手烟会对呼吸道健康有影响吗

二手烟又称"被动吸烟"，是指在吸烟过程中，除被吸烟者吸收之外的所有烟雾。二手烟中含有大量有害物质，不吸烟者暴露于二手烟中同样会增加多种与吸烟相关疾病的发病风险。二手烟同样会对呼吸道造成刺激，对黏膜造成伤害。

3. 戒烟后慢性咽炎一定会好吗

慢性咽炎的病因复杂，可由多种因素引起，而吸烟是最常见的原因之一。除此之外，细菌感染、过度用声、咽喉反流和过敏等同样可造成慢性咽炎。空气质量较差的城市更易见到慢性咽炎的人群。戒烟有助于减轻咽喉部的刺激，改善症状，但症状不一定完全缓解。

 误区解读

电子烟没有危害

一般电子烟主要由盛放尼古丁溶液的烟管、蒸发装置和电池三部分组成。雾化器由电池杆供电，能够把烟弹内的液态尼古丁转变成雾气，从而让使用者在吸时有一种类似吸烟的感觉，实现"吞云吐雾"。

然而，在使用电子烟时，除尼古丁以外，还可能把其他多种未发现的有毒化合物吸入体内。与此同时，电子烟所产生的二手烟，同样会危及健康。电子烟也会向室内释放可吸入的液体细颗粒物和超细颗粒物、尼古丁等，甚至部分电子烟尼古丁含量超高，危害可能大大高于普通香烟。因此，电子烟的健康隐患仍需要引起注意，它并不是替代品。为了自己也为了家人，我们需要做的只有一件事——那就是戒烟。

耳鼻咽喉外伤怎么预防和急救

张小帅今年 24 岁，工作两年了，业务能力强，工作勤劳肯干。上大学的时候打篮球撞到了鼻子，当时不在意，没有去医院看，后来照镜子总感觉自己鼻子歪了，去医院检查发现由于当年的外伤已经造成了鼻骨骨折，并导致了鼻外形的改变，如果想恢复外形就需要做整形手术了。

 小课堂

1. 儿童耳鼻咽喉外伤的预防

儿童是最容易受伤的人群，这是因为他们的身体协调能力和自我保护意识尚不完善，耳鼻咽喉等部位又是感觉器官集中部位，尤其需要注意防护。不要把婴儿放到床沿等容易摔下去的地方，以防孩子摔伤；不要让孩子接触铅笔、筷子、棍棒等尖锐的器物或者含在嘴里、放到鼻孔及外耳道内，以防跌倒或碰撞后尖锐物品导致刺伤或戳伤；不要让孩子将塑料球、玻璃球等物体放入嘴里、鼻孔或者外耳道内，以防窒息或者异物进入体内；在游乐场等人流密集区域，宣教孩子增强自我保护意识，家长更要做好监护。

2. 擦伤后会留疤吗

擦伤属于表皮的损伤，通常不会遗留瘢痕，只有损伤深度达真

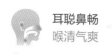
皮层才会留下瘢痕，但擦伤可能会在创面愈合后遗留褐色的痕迹，这种痕迹，医学上称为"炎症后色素沉着"。注意加强对创面皮肤的防晒和保护，可以降低炎症后色素沉着的发生率和减轻严重程度。

知识扩展

1. 鼻面部外伤如何急救

鼻面部外伤是指由于鼻面部遭受撞击或磕碰等外力作用导致的外伤。外伤可导致患者的鼻面部外观畸形和相应的生理功能障碍，如皮肤开放性损伤、鼻塞、鼻出血、鼻面部肿胀畸形、呼吸困难、脑脊液鼻漏、复视、视力下降等。根据损伤的程度，可表现为皮肤裂伤、软组织挫伤、鼻骨骨折、鼻中隔骨折、颌面骨折、视神经管骨折等。

鼻面部有开放性伤口的患者，应立即到医院就诊，尽量在伤后6～8小时内进行局部清创、止血、缝合治疗，并预防破伤风梭菌感染。如已经出现外观畸形，建议前往医院排除是否有骨折，鼻面部软组织损伤的24小时内要冷敷，以防止出血及减少肿胀疼痛，可用湿毛巾或裹冰毛巾，但要避免用力过度加重骨折。如果有鼻面部出血不止的情况，可立即采用局部压迫止血，如用拇指和食指捏住双侧鼻翼进行压迫止血；如压迫止血无效或出血量大，应该及时送往医院就诊。

2. 耳郭外伤如何急救

由于耳郭向外突出的特点，使得耳郭非常容易受到外伤。并且耳郭前面皮肤较薄，与凸凹不平的耳郭软骨紧密相连，如果因为外伤、感染发生缺损或者变形则可造成耳郭的畸形，影响耳郭的功能和外观。耳郭外伤可表现为血肿、出血、擦伤、裂伤、耳郭断裂、破损处发生感染等，后期表现为耳郭缺损或畸形等。

耳郭皮肤局部轻微擦伤（主要表现为表皮剥脱或缺损，可伴少量渗血），如果范围比较局限，可以：①压迫止血，通常压迫 3 ~ 5 分钟，出血就会逐渐停止；②生理盐水或者流动水冲洗，如果伤口较大或者有污染的可能，可以用碘伏或者酒精局部消毒处理；③抗生素软膏局部涂抹保湿及预防感染，如莫匹罗星软膏、红霉素软膏等，外贴创可贴。耳郭如果出现较大面积擦伤、被污染的伤口、血肿、止不住的出血、耳郭撕裂伤时，需要立即去医院就诊，及时行清创、缝合等处理，避免增加感染风险。

3. 颈部外伤如何急救

颈部外伤可由勒掐、拳击、车祸、各种锐器切割和钝器撞击导致。颈部与颅脑、颈椎、咽喉、口腔、食管、气管及重要血管神经邻近，因此可能发生皮下积血积气、皮肤裂伤、出血、疼痛、咯血、呼吸困难、窒息、吞咽困难、瘫痪，甚至昏迷等表现。不论颈部是否有皮肤裂口，均应及时去医院就诊。

咽喉颈部外伤急救处理应遵循创伤复苏的 ABC 原则，即首先要注意气道（airway）、出血（bleeding）和循环（circulation）状态。

（1）解除呼吸道梗阻：立即解除勒掐，清除堵塞气道的口内异物或血凝块等阻塞物，可以将患者去枕平卧，将头偏向一侧。

（2）止血：紧急情况下可用拇指直接压迫血管主干，或用纱布直接填塞伤口压迫止血，然后用胶布固定，注意胶布不要环绕颈

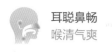
部（避免压迫气道或双侧颈动脉）。

（3）抗休克：应尽快呼叫急救人员处理。

如可能出现颈椎损伤，急救人员可以使用颈托或者用双手握住患者的头部，对患者颈部进行固定，避免在运动过程中颈部晃动。不要盲目移动患者身体，尽量避免对患者颈部造成二次损伤。同时需要及时拨打急救电话，等待医护人员。

搬运时动作要轻柔，避免翻转伤者，要求颈、胸、腰、下肢保持在同一个平面上，禁止使用软担架或翻转伤者。在医务人员明确指示前，禁止给伤者喂食任何食物和水。

误区解读

采耳后出现耳痛、耳闷，用滴耳液几天就可以

采耳或挖耳后出现耳痛、耳闷，甚至耳出血、听力下降、耳流水、耳鸣、眩晕、恶心等症状。应该及时到医院就诊，进行耳部的专科检查，切不可擅自应用滴耳液，不恰当的处理会导致延误诊治，还可能出现真菌性外耳道炎、化脓性中耳炎甚至脑膜炎等并发症。因为采耳或挖耳等外力作用，不仅可能导致外耳道损伤、鼓膜穿孔，甚至会导致中耳的听小骨受损等。除了采耳之外，打耳光、拳击、用力亲吻耳等都有可能导致外耳道、鼓膜及听小骨等损伤。

答案：1. C 2. B 3. ×

健康知识小擂台

单选题：

1. 烟草对咽喉部黏膜的影响不包括（　　）

　　A. 咽喉部黏膜出现干燥、充血、水肿

　　B. 咽喉部黏膜萎缩

　　C. 纤毛运动增加

　　D. 降低黏膜对外界病毒及细菌的抵抗力

　　E. 腺体分泌亢进

2. 颈部外伤急救处理遵循创伤复苏的原则为（　　）

　　A. ACB　　　　B. ABC　　　　C. CAB　　　　D. BAC

判断题：

3. 戒烟后慢性咽炎一定会好。（　　）

耳鼻咽喉，身体
的第一道防线自
测题

（答案见上页）

保持灵敏
听觉的秘诀

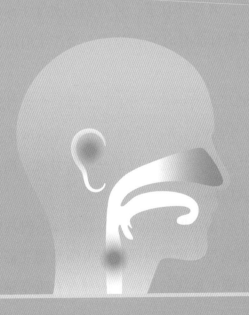

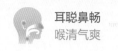

我们为什么能听到声音

许多动物可以根据声音信号寻找食物，逃避敌人。人类可以通过语言、声音交流思想，共同生活。聆听声音是件很重要的事情，看似简单的现象却有着复杂的生理过程，那我们是如何听到声音的呢？

 小课堂

1. 耳的结构是什么样的

我们的耳主要分为三部分：外耳、中耳和内耳。

外耳包括耳郭和外耳道。我们通常看到的耳朵只是外耳这一部分，它具有收集声音的作用。声音被耳郭收集后会经过一条 2 ~ 3 厘米长的"走廊"，名为外耳道。外耳道的外 1/3 称为软骨部，内 2/3 称为骨部，在软骨部有耵聍腺分布，会产生耵聍，也就是我们俗称的耳屎。

在"走廊"的尽头有一个"小门"，像一个弹性薄膜，称为鼓膜。"门"内的"小房间"是一个含气腔，称为鼓室。鼓室内含有三块听小骨，相互连接在一起组成了一条听骨链，由此鼓膜、鼓室和听骨链等结构就构成了中耳。

出了鼓室这个"小房间"，就进入了内耳。内耳由前庭、半规管及耳蜗组成。前庭与半规管内部含有平衡觉感受器，负责人体的平衡功能。而像小蜗牛形状的耳蜗，内部含有听觉感受器——螺旋器，耳蜗负责人体的听觉功能。

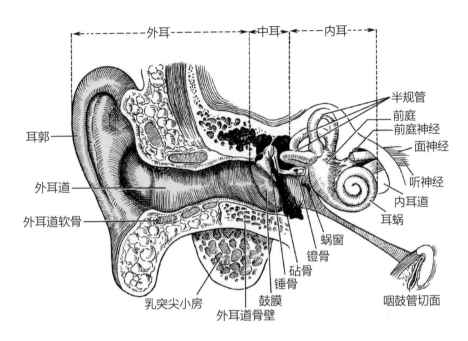

耳的解剖关系示意图

2. 声音是如何传入耳的

声音传导途径包括两种：空气传导与骨传导。

（1）空气传导：耳郭收集到的声信号经外耳道到达了"第一扇小门"——鼓膜；鼓膜振动带动了鼓室内听骨链的振动，听骨链的另一端敲动了"第二扇小门"——位于耳蜗上的前庭窗；前庭窗带动了耳蜗内淋巴液振动，进而刺激了螺旋器上的毛细胞产生动作电位，神经冲动经听神经上传至中枢听觉系统进而产生听觉。

（2）骨传导：声音可以直接作用于颅骨，通过骨传导的方式

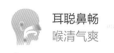
作用于耳蜗的骨迷路，进而刺激螺旋器上的毛细胞产生动作电位，再通过听觉神经上传至听觉皮层产生听觉。

3. 我们是如何听到声音的

声音首先被耳郭收集，耳郭和外耳道对频率为 2 000 ~ 7 000 赫兹的声音具有一定放大作用。声音通过外耳道到达鼓膜，进入中耳，由于鼓膜的振动以及听骨链的杠杆作用，使得传递进来的声压提高了将近 30 分贝，从而弥补了声音从空气媒质传递到耳蜗内液体媒质所产生的能量衰减。

声音进入到耳蜗，使得内淋巴液流动，进而引起了悬浮在内淋巴液上的基底膜振动，位于基底膜上的螺旋器毛细胞的离子通道被打开，释放离子，进而产生动作电位，传递给听觉神经。

听神经将电信号传递给听觉中枢，通过各级中继站，例如蜗神经核、上橄榄核、外侧丘系核、下丘等听觉神经元核团将电信号进一步上传至听觉皮层。

听觉皮层位于大脑颞叶，是大脑中处理声音信息的主要区域。听觉皮层进一步分析声音信号的特征，如声调、音高、节奏和语速等，并将其转换为语言符号，例如字母和单词。这个过程需要大脑中的语言区域参与，如布罗卡区（Broca area）和韦尼克区（Wernicke area）等。在这里就完成了语言理解。

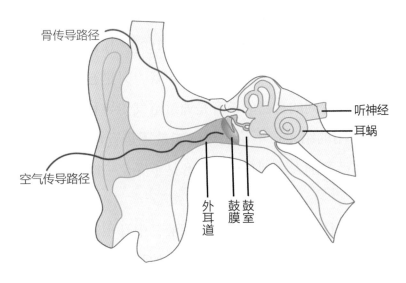

骨传导路径

听神经

耳蜗

空气传导路径

外耳道 鼓膜 鼓室

空气传导与骨传导

 知识扩展

1. 我们怎么分辨出来不同的声音呢

声音是机械波（空气的压缩传递）作用在鼓膜上，鼓膜的机械振动信号传导到耳蜗，耳蜗中的毛细胞将振动转换成生物电信号传递给大脑，经过大脑的处理，我们就感受到了声音。而我们能分辨出丰富多彩的声音就得益于耳蜗毛细胞的作用。

自然界的声音一般是由多个频率组成的。耳蜗具有两圈半的结构，位于不同部位的毛细胞可以感受不同频率的声音，蜗底感受高频声音，蜗顶感受低频声音。当机械振动信号进入到耳蜗后，会根据频率的不同进行分解，分解后耳蜗毛细胞会输出不同频率的电信号给大脑，大脑再对信号进行解码，这就是我们能区分很多不同频率声音的原因。

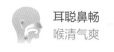
2. 为什么听自己的声音和别人听自己的声音不一样

声音通过空气传导或骨传导到达内耳时，耳对声音的能量和音色会产生不同的印象。别人听自己的声音，只是通过空气传导的声音，而每个人听到的自己的声音是通过空气传导和骨传导两种传导方式共同作用的结果；不论是声音能量还是音色感知都会存在差异，因此自己和别人听到自己的声音是不完全一样的。

3. 为什么得中耳炎时，听声音会感觉很远

中耳炎往往会导致中耳内产生积液，中耳积液会阻碍声波在鼓膜和听小骨之间的传输，从而降低声音的强度和清晰度。当声音被削弱时，我们可能会感觉到声音变小，似乎声音来自较远的位置。此外，中耳炎引起的炎症和疼痛可能会导致肌肉痉挛或肌张力增加，进而影响听小骨的正常运动，进一步干扰声音的接收和传导，使得声音听起来更远。

X 误区解读

1. 鼓膜破了就会聋

鼓膜起到了放大声音的作用。外伤导致的鼓膜穿孔可引起耳痛、耳鸣、耳漏等相关症状，同时伴随一定程度的听力下降。部分鼓膜穿孔是可以逐渐愈合的，听力可以基本恢复。如果中耳炎导致的鼓膜穿孔、中耳积液等症状频繁发作，病灶长期存在，有可能对听力造成永久性的损伤，表现出不同程度的听力损失。

2. 长时间佩戴骨传导耳机对听力没有伤害

骨传导耳机的原理是通过颅骨的振动，将声音直接传递到内

耳，尽管越过了外耳和中耳对声音的传递过程，但是仍需要内耳毛细胞感知声音。长时间佩戴耳机可能导致内耳毛细胞受损，从而出现噪声性听力损失。因此，即便是佩戴骨传导耳机，如果佩戴方式、佩戴时间不恰当，仍旧会导致听力损伤。如何正确佩戴耳机呢？尽量在安静环境下佩戴，每次佩戴时长不超过 1 小时，音量保持在手机提示的安全范围内。避免长时间在大街或公共交通设施上佩戴耳机。

听力不好会遗传吗

研究发现，耳聋有多种多样的遗传方式，如常染色体显性遗传、常染色体隐性遗传、性连锁遗传、母系遗传等。其中，常染色体隐性遗传最为常见。约 7% 的遗传性聋患者是近亲结婚家庭的后代。另外，遗传性聋患者还多发生在父亲和母亲均为听力障碍的家庭中，耳聋患者互通婚姻的结果是其后代中除出现耳聋后代以外，还会产生携带着耳聋基因的后代，虽然他们的听力表现是完全正常的，但是耳聋基因携带者再次与另一位耳聋基因携带者结婚后，其下一代耳聋发病的风险依然存在。

 小课堂

1. 听觉系统的发育过程

胚胎学研究发现，怀孕第 3 周时胎儿的内耳就开始发育，孕

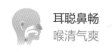
4～5周时胎儿的耳蜗、前庭开始形成，到怀孕第8～11周时，胎儿的耳蜗初具形态，内耳的毛细胞开始分化、耳蜗神经开始分布于蜗轴，此时胎儿的听神经开始发育。怀孕5～7个月时听觉系统基本形成，已能感知到母体的心跳和脉搏等声音，并可以在母体内对声音做出相应的反应。

出生后，新生儿的听觉系统还需要进一步地发育和完善。出生后1个月左右，新生儿开始能够区分不同的声音，并逐渐学会听懂语言。此后，儿童仍须通过不断接受各种声音刺激，进一步完善听觉系统，逐渐学会辨别不同声音、理解语言，最终建立良好的听觉言语交流能力。约到15岁听觉系统方可发育完善。

2. 什么是遗传性聋

遗传是指生物体将基因遗传给下一代的过程。基因是生物体内控制遗传性状的遗传物质，存在于染色体中。

遗传性聋是指由遗传基因突变引起的听力损失，可以由单个也可以由多个基因的突变引起，这些基因包括隐性遗传基因和显性遗传基因。遗传性聋的严重程度由突变的基因和其表型决定。有些人可能只有轻度听力损失，而有些人可能完全失去听力。遗传性聋的治疗方法包括佩戴助听器和植入人工耳蜗等。对于一些突变基因可以通过基因检测和咨询医生等方式进行预测和预防。

3. 常见的耳聋遗传方式有哪些

单个基因的功能受到破坏即可导致耳聋症状的发生。

在所有遗传性聋中约30%属于综合征性耳聋（即除耳聋以外，还伴有其他相关器官或系统的疾病），约70%属于非综合征性耳聋（即耳聋是唯一的表型）。其中非综合征性耳聋按遗传模式分类如下：约 77% 为常染色体隐性遗传；约 22% 为常染色体显性遗传；约 1% 为 X 连锁遗传，小于 1% 为 Y 连锁遗传或线粒体遗传。

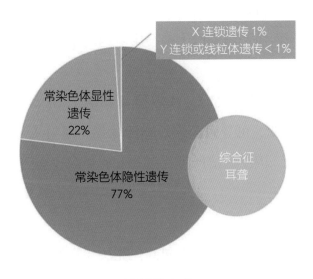

耳聋遗传方式

常染色体遗传性聋的遗传和发生与性别无关，男女发病概率等同；性连锁遗传性聋（如 X 连锁或 Y 连锁）的遗传和发生与性别相关，男女发病概率不同。其中，线粒体遗传比较特殊，家族中的女性成员将致病突变传递给后代，男性成员则只携带致病突变，但不传递突变。

4. 常见的聋病易感基因有哪些

耳聋基因是指导致耳聋发生的基因。目前已知有超过 100 种基因突变可以导致耳聋，其中一些基因突变是比较常见的。常见的耳聋易感基因突变有以下 3 种。

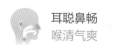
（1）*GJB2* 基因突变：是导致先天性耳聋的最常见原因之一，尤其在中国北方的汉族人群中发生率较高，可表现为极重度感音神经性听力损失与迟发性听力下降。

（2）*SCL26A4* 基因突变：是导致先天性耳聋的另一个常见原因，可表现为进行性和波动性听力下降。*SLC26A4* 基因编码一种质子离子交换蛋白质，该基因突变会影响内耳中的离子平衡，最终导致听力受损。

（3）线粒体基因突变：线粒体基因的 *12sRNA* 1555A > G 和 1494C > T 突变，可导致药物敏感性耳聋。因为线粒体 DNA 具有高度的变异性，因此病情严重程度和发病年龄也会因突变类型的不同而有所不同。

5. 遗传性聋可以避免吗

遗传性聋是由遗传因素引起的，无法完全避免，但可以采取一些措施来降低患病风险。

（1）避免近亲结婚：近亲结婚容易导致基因突变的遗传风险增加，因此应该严格履行婚姻法，禁止近亲结婚。

（2）同为遗传性聋患者婚配要慎重：已知为先天性遗传性聋患者之间应慎重婚育，如果耳聋患者之间要婚育，应进行耳聋遗传咨询，判断是否具有家族遗传性，并在指导下进行生育。

（3）遗传咨询：如果家族中有耳聋病史，或者存在已知遗传疾病，建议进行遗传咨询。如果先天性遗传性聋患者与后天性非遗传性聋患者或正常人结婚，且第一胎为先天性耳聋患儿，在生育第二胎前应进行耳聋遗传咨询，并在指导下进行婚育。

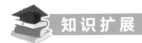 **知识扩展**

1. 新生儿听力及耳聋基因联合筛查

新生儿听力筛查和耳聋基因筛查都是筛查耳聋的方法，这种联合筛查的目的是早期筛选出先天性或新生儿期存在听力异常的患儿，早期发现迟发型听力损失高危儿，同时早期发现病因尤其是遗传学病因；以便尽早对患儿进行听力学、遗传学和医学评价及诊断，从而进行早期干预以预防言语障碍。

新生儿听力筛查是指对每一个出生 48 ~ 72 小时的新生儿在住院期间进行的耳声发射检测，该项检测需要新生儿在自然睡眠或安静状态下进行。新生儿听力筛查可以早期筛选出患有先天性或新生儿期听力障碍的患儿，使其早期进行诊断及干预，避免病情的延误。

耳聋基因筛查是一种基因检测方法，可以检测个体是否携带耳聋相关的基因突变。耳聋基因筛查的目的是帮助家庭和医生确定是否存在耳聋的遗传风险，并提供相应的治疗和管理策略。

新生儿听力及基因联合筛查是指在广泛开展的新生儿听力筛查的基础上融入聋病易感基因分子水平筛查，即在行常规听力学筛查的同时，在新生儿出生时或出生后 3 天内采集脐带血或足跟血筛查聋病易感基因。

2. 新生儿听力及基因联合筛查结果如何解读

听力筛查有"通过"和"未通过"两种结果表达方式，基因筛查也有"通过""未通过"两种，而"未通过"又可以分为"杂合突变""复合杂合突变"和"纯合突变"三种形式。所以，听力和

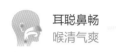
基因联合筛查可以提示六种不同的组合方式。如果两种筛查方式都显示为"通过",则进入常规随诊。任何一种筛查方式出现"未通过"的结果都必须严密随诊,有些则须给予预警或提前干预。一旦患儿被确诊为先天性耳聋,应尽快制订下一步治疗计划。

3. 新生儿听力筛查结果"未通过"该怎么办

听力筛查的结果通常以"通过"和"未通过"表示。新生儿听力筛查未通过有多种原因,"未通过"并不意味着宝宝一定会有听力障碍,但"未通过"的结果要引起家长的高度重视,应该按照专业人员的指导到指定医院进行进一步的听力复筛或听力诊断。复筛仍未通过的新生儿或婴幼儿应在3月龄开始做相应的听力学诊断和医学评价,依靠诊断性听力检查结果评估患儿是否存在听力障碍。

4. 耳聋基因筛查结果"未通过"该怎么办

耳聋基因筛查结果异常并不意味着一定会患有耳聋,只是表明发生耳聋的风险更高。但需要及时与专业人士进行咨询和评估,并制订适当的治疗和管理计划,以降低耳聋发生的风险和减小影响。

患者需要定期接受听力学检查以确定是否出现听力下降,若出现听力下降的情况需要明确其程度和性质,并进行早期干预和治疗。此外,应根据基因的致病性质采取正确的预防和治疗措施,例如线粒体 $12sRNA$ 1555A > G 或者 1494C > T 未通过,可以指导患者家属,以后对患儿要避免使用氨基糖苷类药物,以免发生由用药不当导致的听力下降等。

5. 听力筛查通过但是耳聋基因筛查结果提示异常,该怎么办

如果听力筛查通过但是耳聋基因筛查结果提示异常,需要进行

进一步评估和咨询，评估和咨询项目如下。

（1）了解耳聋基因筛查结果：需要通过专业人士评估耳聋基因突变的类型、程度、风险。

（2）进行听力评估：如果耳聋基因筛查结果提示异常，需要进行听力评估，以确定是否存在听力损失，并确定听力损失的类型和程度。

（3）制订治疗方案：根据听力评估结果和耳聋基因筛查结果，制订个性化的治疗方案和管理建议。治疗方案包括佩戴助听器、人工耳蜗植入等方法，需要根据个人情况制订。

需要注意的是，如果听力筛查通过但是耳聋基因筛查结果提示异常，应及时与专业人士进行沟通和咨询，以制订适当的治疗和管理计划，降低遗传性聋的风险。

6. 听力障碍宝宝家庭有可能分娩听力正常的孩子吗

听力障碍宝宝的家庭有可能分娩听力正常的孩子。听力问题有时候是由遗传因素引起的，但并非所有的听力问题都是遗传的。因此，即使父母存在听力问题，也不一定会导致下一代出现听力问题。

有一些听力问题是由某些基因突变引起的，如果父母中有一人或两人携带这些基因突变，那么下一代孩子患上听力问题的风险会增加。但是即使父母都携带基因突变，也不一定意味着孩子肯定会患上听力问题，因为这取决于遗传因素的复杂性。此外，听力问题还可以由其他各种因素引起，如出生前的感染、药物暴露、早产等。综上所述，听力障碍宝宝家庭有可能分娩听力正常的孩子。但如果家庭成员中已有听力问题，建议及时进行遗传咨询和听力筛查

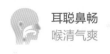
等措施，以便早期发现和干预可能出现的听力问题。

长期不掏耳朵会堵住听不见吗

乐乐今年 6 岁，最近觉得耳朵里面有点堵，但是不疼也不痒，乐乐没有在意。一天爸爸妈妈带乐乐去游泳，游泳后乐乐突然发现两边耳朵听不清声音了，耳朵里面也开始胀痛。爸爸妈妈用手电筒照了照乐乐的小耳朵，发现里面已经被黑色的东西堵满了，于是赶紧带乐乐去医院，医生说是耵聍栓塞。什么是耵聍栓塞呢？耵聍栓塞了该怎么办呢？

 小课堂

1. 什么是耵聍

耵聍（俗称"耳屎"）是外耳道皮肤耵聍腺分泌的一种物质，同时混合皮肤的脱屑等。通常外耳道耵聍分为片状耵聍、糊状耵聍。片状耵聍表现为在空气中干燥后呈薄片状，糊状耵聍如黏稠的油脂，俗称"油耳"。耵聍对外耳道有着重要的保护作用，可以预防飞虫、爬虫等进入外耳道深部，损伤鼓膜。此外，耵聍还有防止外耳道的皮肤过于干燥，避免细菌、真菌感染等作用。

2. 什么是耵聍栓塞

耵聍在外耳道内聚积过多，形成较硬的团块，阻塞外耳道，称耵聍栓塞。多可见黄色、棕褐色或黑色团块状耵聍，与外耳道紧密相贴，不易活动。耵聍栓塞主要症状为耳闷、听力下降，可伴有耳鸣、眩晕，合并感染时有耳部疼痛，如果耵聍压迫外耳道后壁皮肤，刺激迷走神经耳支，可引起反射性咳嗽。部分耵聍栓塞患者可无明显症状，但因耵聍浸水后膨胀会导致症状加重。

3. 耵聍栓塞了怎么办

如果出现了耵聍栓塞，应到耳鼻咽喉科门诊进行治疗，医生会根据具体情况选择相应的方法取出耵聍。对于较小或成片状、与外耳道壁粘连程度不高的耵聍，医生可用膝状镊取出。对于较硬且可活动的耵聍，可将耵聍钩插入外耳道壁和耵聍之间的空隙，将耵聍取出。对于较硬且活动度差的耵聍，可每日采用5%碳酸氢钠溶液滴耳，3～4日待耵聍软化后冲洗外耳道，将耵聍取出，或采用吸引器将软化的耵聍吸出。如果合并外耳道感染，应先使用药物控制感染，然后再取出耵聍。注意避免自行挖耳，以防止损伤外耳道皮肤及鼓膜，导致听力下降、局部感染等。

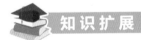

知识扩展

1. 不健康挖耳习惯有哪些危害

挖耳可直接损伤外耳道，使外耳道皮肤或黏膜受损导致外耳道出血，如挖耳过深，还可造成鼓膜穿孔，出现一过性剧烈耳痛，并导致听力下降。反复搔刮外耳道、挖耳器械不洁还可导致外耳道细菌感染、真菌感染等，出现耳痛、耳痒、听力下降等症状。严重时还可导致外耳道皮肤异常增生，造成外耳道狭窄甚至诱发肿瘤。

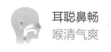
2. 耵聍栓塞的病因

导致耵聍栓塞的主要原因是耵聍分泌过多、耵聍排出受阻。耵聍分泌过多常见于外耳道炎、外耳道湿疹、尘土等异物入耳、习惯性挖耳刺激耵聍腺分泌等情况。耵聍排出受阻常见于外耳道狭窄、瘢痕、肿瘤等情况。此外，入耳式耳机、助听器可将耵聍推至外耳道深处，造成耵聍堵塞。部分人群油性耵聍不易自行排出，也易引起耵聍栓塞。

3. 如何预防耵聍栓塞

预防耵聍栓塞，首先应避免频繁挖耳，或使用不洁器械挖耳，注意保持外耳道清洁，积极治疗外耳道的炎症，避免棉签清洁外耳道或使用入耳式耳机时将耵聍推至外耳道深处。如果耵聍过多且不能自行排出，应定期到医院就诊取出耵聍。

 误区解读

有了耵聍就应该取出

正常情况下，随着咀嚼等面部动作、头位变化等，耵聍会自行排出外耳道，不需要日常清洁。耵聍对外耳道有着重要的保护作用，过度清洁外耳道不仅会刺激外耳道皮肤耵聍腺过度分泌，还会导致外耳道皮肤或黏膜受损，诱发感染等疾病。但如果耵聍在外耳道内聚积过多，形成耵聍栓塞时，则需要到医院进行清理。

为什么坐飞机耳朵会发闷

张女士和朋友外出旅游时，在飞机降落过程中，她觉得左耳闷堵得厉害，下飞机后耳闷仍不改善，听声音像是糊着一层膜，但听自己的说话声音又特别大。张女士立即来到耳鼻咽喉科就诊，耳内镜下可见左耳鼓膜完整，松弛部充血，可见液平面，双侧鼻腔黏膜充血，双侧下鼻甲肥大，医生说张女士得了"航空性中耳炎"（分泌性中耳炎）。

 小课堂

1. 什么是分泌性中耳炎

分泌性中耳炎是中耳的急性非化脓性炎症，通常与急性上呼吸道感染、鼻炎、腺样体肥大、咽鼓管功能紊乱、中耳气压急剧变化等因素相关。与急性化脓性中耳炎不同的是，分泌性中耳炎并不表现为耳流脓、鼓膜穿孔等，而是表现为鼓膜完整的中耳炎症性病变。发病时，患者中耳内可形成负压，鼓膜内陷，中耳黏膜中的静脉扩张，血清漏出积聚于中耳内形成积液。因此，患者自觉耳内闭塞感，耳内像"进了水"一样，听声音遥远，像"隔着一层膜"一般。而小儿通常表现为耳痛，常因夜间耳痛加重难忍就医。

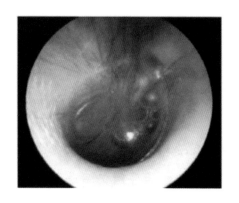

耳内镜下分泌性中耳炎鼓膜像

2. 中耳如何实现压力平衡

提到中耳压力平衡，那不得不提到沟通中耳与鼻咽部的重要结构——咽鼓管了。正常情况下，中耳内外气压维持在平衡状态，中耳内的气体可被中耳黏膜吸收，但在打哈欠、咀嚼时，咽鼓管间断开放，使得中耳内的压力与外界压力平衡。当外界气压骤然变化时，如深潜、飞机起飞和降落、接受高压氧治疗时，中耳内外压力失衡，则会感觉到耳闷胀感，若此时患者合并鼻炎、上呼吸道感染等疾病，咽鼓管咽口水肿、咽鼓管通气功能发生障碍，中耳内气体不能得到补充，中耳负压形成，就会导致中耳黏膜血管内血清漏出，积液形成。并且，儿童支配咽鼓管开放的腭帆张肌、腭帆提肌较为薄弱，收缩乏力时咽鼓管不能及时开放，易形成中耳内负压。

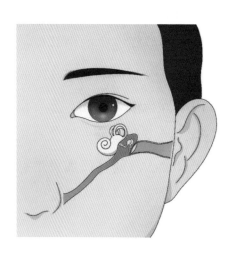

咽鼓管与中耳

在飞行过程中，若感到耳闷时，可通过打哈欠、咀嚼口香糖、捏鼻鼓气等方式促进咽鼓管开放以改善症状。但值得注意的是，鼻腔分泌物过多时，不可以捏鼻鼓气，以免鼻涕阻塞咽鼓管，逆行感染中耳。若以上方法都不能及时改善症状，应及时到耳鼻咽喉科就诊，仔细寻找病因，酌情使用抗生素、鼻喷激素、鼻用减充血剂、黏液促排剂等药物进行治疗。迁延不愈者需根据不同情况选择鼓膜穿刺、鼓膜置管或是咽鼓管球囊扩张术等治疗手段。

 知识扩展 ////

咽鼓管功能怎么检查

咽鼓管功能良好者，捏鼻鼓气时可感觉到耳内气体冲击鼓膜的声音，在气体冲击鼓膜的瞬间，医生可在耳内镜下看到鼓膜回弹。目前，大多数医院可进行声导抗检查，可通过鼓室图间接判断咽鼓管功能，部分医院可进行咽鼓管测压检查分析咽鼓管功能。

 误区解读

耳闷堵就一定是分泌性中耳炎吗

分泌性中耳炎以耳闷为主要症状，但并非出现耳闷就一定是分泌性中耳炎。例如，外耳道耵聍栓塞时也可表现为耳闷、耳堵塞感、听力下降；一部分突发性聋的患者也会有耳闷、听力下降等不适；此外，一部分鼻咽癌的患者常以分泌性中耳炎为首发表现，因此，成年人无明显诱因的分泌性中耳炎要常规排除鼻咽部占位性病

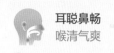

变。综上所述，患者耳闷不适时应该前往耳鼻咽喉科就诊，完善查体及相关的辅助检查，才能得到正确的治疗以促进疾病恢复。

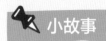

　　二战时期，德国空军为了提高投弹精度，发明了"俯冲轰炸"的投弹方式，提高了投弹精度。盟军的飞行员也效仿此投弹法，却难以忍受飞机俯冲时气压变化导致的耳闷、耳鸣、眩晕等症状，并且飞行后出现气压伤导致的听力下降。那么为什么德军能用这种方法而很少出现此类耳部症状呢？原因仅仅在于德国空军飞行员于飞行前在鼓膜上打了一个小孔，保证了飞行过程中中耳压力与外界气压平衡，改善了气压变化带来的不适感。而术后，只要保持外耳道清洁干燥，避免感染，大多数飞行员的鼓膜即可愈合。

耳朵流水是怎么回事儿

　　张阿姨有个 10 多年的长期困扰，就是左耳时不时就会流水。只要前一天洗头洗澡稍微不注意，或者最近上火，第二天左耳就开始湿乎乎的，短则几天，长则几周，流的水还有臭味，重的时候头昏脑胀，一般自己吃点消炎药就挺过去了，也曾经去医院看过，医生说左耳鼓膜有个穿孔，建议手术；但是因为平时也不碍事，又害怕手术，就没再去看过病。但是每次耳朵流水期间，她就心情欠佳，不愿意出门。这几天这个毛病又犯了，张阿姨本来想在家养几天就好了，结果昨晚突然出现眩晕，被送去了急诊。

 小课堂 • • • • • • • • • •

1. 看看张阿姨耳朵里发生了什么

医生用耳内镜对张阿姨的左耳进行了检查，镜子从外耳道进去后，可以看见整个外耳道皮肤红肿，外耳道尽头的鼓膜充血，下方有个穿孔。请张阿姨捏鼻子鼓气后，可以看见大量黄色脓液从穿孔处流出。因此医生对张阿姨的诊断是慢性化脓性中耳炎，急性发作期。

2. 什么是慢性化脓性中耳炎呢

慢性化脓性中耳炎一般是由于急性中耳炎没有得到恰当的治疗，炎症迁延不愈而导致鼓膜穿孔长期存在，之后只要身体抵抗力下降，或者耳内进水、感冒的时候都容易诱发再次急性发作，从而出现流脓、耳痛、听力下降，甚至发热、头痛、头晕等表现。随着急性感染反复发生，中耳里的病变会持续性加重，表现为持续性听力下降，或者继发"中耳胆脂瘤"等病变。

慢性化脓性中耳炎急性发作

3. 为什么会得中耳炎呢

我们的眼、耳、鼻、口在解剖上是相通的，其中鼻腔位于枢纽位置。耳和鼻连接的通道称为咽鼓管，咽鼓管的一端通向中耳，一端通向鼻的后端。因此中耳炎往往继发于鼻腔的疾病，其中最常见的就是上呼吸道感染，也就是大家常说的感冒、上火，这种情况下鼻腔或咽部的细菌及病毒可以直接通过咽鼓管侵入中耳。而对于本

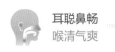
身就有鼓膜穿孔的患者（如慢性中耳炎患者），细菌或者病毒可以直接从外耳道，经过穿孔的鼓膜进入中耳。

 知识扩展

1. 为什么张阿姨的中耳炎这次这么严重呢

张阿姨的鼓膜穿孔已经多年，平时也时不时流脓，但是多数比较轻，口服抗生素就能好转，这是"慢性化脓性中耳炎"的常见状态。但是由于感染的细菌或者病毒的毒力不同，以及患者年龄和身体免疫力的差异，每次急性发作产生的损害程度也不一样。由于中耳不仅仅包含听觉器官，同时也包含平衡功能的器官，因此感染严重时不仅导致听力进一步下降，甚至引起感音神经性听力损失，同时也会产生眩晕，导致平衡功能障碍。还需要引起重视的是，由于中耳所在部位和脑组织仅有一薄层骨板相隔，因此中耳炎也有导致颅内感染的风险。

2. 中耳炎都会流脓么

中耳炎有不同的类型，常见的主要为分泌性中耳炎和化脓性中耳炎。不同类型的中耳炎及所处的疾病阶段不同，临床表现并不相同。比如分泌性中耳炎就不会出现耳流脓，急性期以耳痛症状为主，慢性期以听力下降症状为主；化脓性中耳炎急性发作期表现为耳痛、发热、流脓等症状，随着鼓膜穿孔排脓后耳痛会逐步减轻，而在静止期慢性化脓性中耳炎主要表现为听力下降。有些慢性化脓性中耳炎患者存在长期耳鸣，当出现急性感染时，会耳痛、耳鸣加重、耳流脓

分泌性中耳炎

突然增加，毒素侵犯内耳时会引起听力急剧下降和眩晕。

3. 耳流水一定是中耳炎么

很多人认为耳流水或者流脓就是发生的中耳炎，其实并不是，更常见的是外耳道炎，有些外耳道炎还会合并真菌感染。外耳道炎常见的发生原因包括挖耳、外耳道内进入脏水等。如果患者本身有糖尿病或者免疫力差，更易发生外耳道炎。此外，外耳道感染后产生的分泌物会导致外耳道潮湿，合并出现真菌感染。

外耳道炎

 误区解读

耳内"发霉长毛"和"脚气"有关

"脚气"也属于真菌感染，常见感染的真菌类型是毛癣菌类，比如须毛癣菌、红色毛癣菌等；而外耳道的致病真菌常见的为曲霉菌、青霉菌及白念珠菌等。虽然同为真菌感染，但是导致两种疾病的真菌种类并不同，因此没有相关性。

耳朵流水也可能影响脑袋

顾叔叔从小就有中耳炎，只要感冒就会耳痛、耳流水，这几年听力也越来越差，每次发作都是自己去药店买点"滴耳液"，女儿劝他去医院好好地看病，他却说："中耳炎嘛，小毛病，不要紧！"这几天，顾叔叔觉得头也痛，还发热，整个

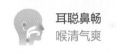
人没什么精神。女儿说什么也要带他去医院看看才放心，到了医院神经内科、耳鼻咽喉科一检查，医生说这是中耳炎引起的并发症——脑脓肿，要赶快手术治疗。

小课堂

1. **中耳炎常年、反复发作，我们耳内的细菌会发生哪些变化**

慢性化脓性中耳炎长期发作，很多人会反复使用抗生素。由于抗生素的频繁或长时间使用，我们耳内存活的细菌会变得越来越强大，能够抵抗多种抗生素的药效，我们称之为"多重耐药菌"。患者会出现使用某些常见抗生素无法控制感染的情况，这时候就需要采集外耳道内的脓液进行细菌培养和药敏试验，来检测到底是何种细菌感染，哪些抗生素能够有效杀灭这些细菌，并且针对性地使用敏感抗生素来治疗。

2. **为什么中耳炎会引起"脑脓肿"，中耳炎有哪些严重的并发症呢**

我们的中耳腔就像一个"房间"，"房间"的天花板是一层薄薄的骨片，"二楼"就是大脑，当"一楼"被炎症感染时，很容易导致"二楼"遭殃，感染进一步加重导致脑膜炎或脑脓肿。房间里还有一些"电线"，比如用来支配面部肌肉运动的面神经，当中耳炎症或中耳胆脂瘤破坏了面神经，会导致面瘫。房间里有三块听小骨组成一条"传递声音的链条"，当听小骨被中耳炎或者中耳胆脂瘤"腐蚀"，就可能会导致听力下降。房间的墙壁里镶嵌了一个"人体平衡仪"，即半规管；当半规管被破坏，就会产生眩晕。

因此，中耳炎一定要尽早就医诊断，尽早干预治疗。

知识扩展

1. 中耳炎手术是个大手术么，会不会影响大脑

常规中耳炎手术主要有两种入路，一种是在耳后面皮肤做切口的常规方式，另一种是通过耳内镜在外耳道做皮肤切口的微创方式。无论哪种方式，一般都需要全麻进行，属于耳鼻咽喉科的常规手术。虽然中耳位于头部，但是其与脑组织之间隔着颅底骨，因此中耳炎手术一般不会影响大脑。至于手术选择哪种入路，需要医生进行综合评估后确定。

2. 中耳炎需要怎样治疗，鼓膜穿孔必须手术吗

分泌性中耳炎和化脓性中耳炎的治疗方法有所区别。对于分泌性中耳炎来说，主要是根据中耳内出现积液的原因进行治疗，因此重点是检查和治疗鼻腔病变等；如果积液长期不能吸收或排出，可以手术切开鼓膜并放置人工通气管，使内外相通。对于化脓性中耳炎，首先需要用药物控制炎症，包括局部使用滴耳液和全身使用抗生素，感染控制后，可以等待观察鼓膜是否能够自行愈合，若无法愈合，则考虑手术修补。

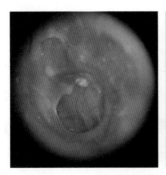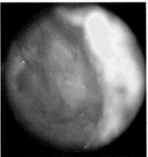

鼓膜穿孔及鼓膜修补后

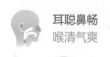
 误区解读

得了中耳炎，滴耳液用完不疼了，是不是就可以不去复查了

当医生诊断为中耳炎后，首先会根据情况先清理外耳道里的分泌物，比如脓液和真菌团块等，然后耳内滴用滴耳液，甚至加一些口服抗生素，一般医生会叮嘱复诊的时间。需要复诊的原因主要如下。

（1）观察所用药物是否对该患者有效，后期是否需要调整药物。

（2）中耳炎治疗过程中还会持续产生一些分泌物，需要复诊清理后继续用药，否则会影响用药效果。

（3）复诊时，如果炎症明显好转，还需要评估此次感染对鼓膜的损伤程度，比如是否存在穿孔、穿孔的大小、中耳内的情况等，从而明确后续治疗方案。

（4）当此次感染彻底控制后，还需要复查听力，以明确感染对听力的后续影响。

怎样才能让听力老化得慢一点

李大爷今年66岁了，觉得自己听力一年不如一年。家里人都说，跟李大爷说话，声音小了他根本听不见，平时交流只能靠大声吼，但是吼太大了李大爷又嫌吵。时间久了，李大爷也不爱跟家里人说话了，整日里就爱自己拿着手机戴着耳机听听戏，虽然是耳机，但是那声音他周围的人都能听见。

小课堂 ● ● ● ● ● ● ● ● ● ● ● ● ● ● ●

1. 听力老化是怎么产生的

随着年龄的增长，耳蜗毛细胞、螺旋神经节、血管纹等结构会发生程度不等的凋亡、萎缩，从而引起声音感受能力下降，导致老年性聋。一方面，生活环境中的噪声暴露，以及吸烟、饮食不当、感染、耳毒性药物的使用也可能会对老年人的听力造成损伤；另一方面，冠心病、高血压、糖尿病、高脂血症等全身系统性疾病也是影响老年患者听力损害的重要因素，这可能与内耳供血受到影响有关。此外，部分研究认为 40%～50% 的老年性聋与遗传有关。

2. 听力老化有什么表现

（1）听力损失：由于年龄增长、耳部疾病和全身性疾病等多种致病因素的交互作用，老年人可能会出现不同类型和不同程度的听力损失。因年龄增长导致的听力损失通常表现为双侧对称性、以高频听力下降为主的进行性感音神经性听力损失。一些全身慢性疾病引起的听力损失也会表现为以高频听力下降为主。

（2）言语识别能力下降：老年性听力损失患者多伴有明显的言语识别率下降，表现为听得见但听不清，轻声听不清但大声又嫌吵。同时由于听觉系统时域信息处理能力下降，在噪声环境中和快语速交流情景下，言语识别能力会明显下降。

（3）耳鸣或其他心理障碍表现：老年性听力损失患者通常伴有耳鸣，多表现为持续性高调耳鸣，严重者可影响睡眠质量。此外，老年性听力损失患者还可能会产生社交障碍、焦虑、抑郁等心理障碍表现。

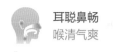

3. 听力损失有什么危害

（1）言语交流能力下降：老年性听力损失早期以高频听力损失为主，主要表现为言语识别率下降，尤其是在噪声环境下言语交流更加困难；当听力损失累及中、低频率时，即使在安静环境下言语交流也很困难。

（2）情感和社会交流能力下降：老年人出现听力损失和言语识别能力下降，导致对周围事物不感兴趣，久之则变得多疑、猜忌和自卑，甚至出现焦虑、抑郁等心理精神问题以及社会隔离现象。

（3）认知能力下降：在老年性听力损失患者中认知能力下降比较常见。研究发现，阿尔茨海默病在伴有轻、中、重度听力损失的老年人中的发病率分别是听力正常老年人的 2 倍、3 倍和 5 倍。

（4）避险能力下降：老年性听力损失患者对日常生活中的危险警告声（如鸣笛、火警、周围人的提醒声等）的感知能力下降，同时伴随年龄增长会出现声源定位能力下降，对危险警告信号的方位判断也会出现问题。这些都会导致患者规避风险的能力下降。

4. 噪声损害听力的原理

噪声性聋是指长期暴露在高强度噪声环境中所引起的进行性感音神经性听力损失，部分研究认为噪声性聋是遗传因素和环境因素共同作用的结果。噪声主要的损害部位是耳蜗，可通过机械损伤、氧化应激反应、耳蜗内微循环障碍、毛细胞钙离子平衡失调等机制引起听觉功能受损。噪声性聋的主要症状为进行性听力下降、耳鸣及其他部位的感觉异常。噪声一般先引起高频听力下降，最终可致言语频率段听力下降。噪声强度大小和噪声接触时间都是影响听力的因素，强度愈大、噪声接触时间愈长，听力损害愈重。

5. 如果觉得听力下降了，应当怎么办

对于老年人，如果觉得听力下降，应及时前往正规医院的耳鼻咽喉科就诊。医生会询问患者听力损失的相关病史，并进行耳科专科检查、听力学检查，对其听力损失进行诊断和分级。为明确病因，还需要进一步的专科检查，例如听觉电生理检查、认知功能评估、影像学检查等。最终在医生的指导下采取相应的诊疗措施，帮助患者获得及时、有效的治疗和干预。

 知识扩展

1. 听力老化怎么治疗

首先应注意对原发疾病的治疗，同时按照听力损失程度选择适宜的干预方法。早期以药物和聆听训练为主，效果不佳时酌情验配助听器或植入人工耳蜗。对于轻、中度听力损失的患者，尤其是安静环境下言语识别率较好者，建议首选助听器作为听力补偿手段。对于重度、极重度听力损失者，在佩戴助听器后不能满足听力基本需求时，要考虑人工耳蜗植入。如暂时不具备手术条件，则仍建议使用大功率助听器。对于双耳听力损失者，推荐双耳验配助听器。

2. 佩戴耳机时应注意什么

（1）佩戴耳机时应注意以下原则：耳机音量须低于最大音量的 60%，连续使用耳机时间须少于 60 分钟。

（2）避免在嘈杂环境中使用耳机：在公交车、地铁及其他嘈杂环境中最好不要佩戴耳机，如果必须使用的话最好使用带主动降噪功能的耳机。地铁及公交车的背景噪声过大，人们在这种环境

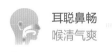

下，会不自觉地提高耳机音量，人耳长时间处于高分贝音量环境中可能会造成永久性且不可逆的听力损失。

（3）避免长时间使用耳机：在使用耳机时应注意定时休息，连续使用不能超过60分钟；避免形成戴耳机睡觉的不良习惯。

（4）保持耳机清洁干燥：使用后及时对耳机进行清洁，避免细菌滋生，特别是入耳式耳机的耳塞部分，应定期进行更换。

3. 如何保护听力，预防听力老化

（1）提倡健康生活方式：合理膳食、适度运动、远离噪声并加强对全身慢性疾病的管理。

（2）避免使用耳毒性药物：老年人群药物不良反应的发生率明显高于年轻人群，且同时服用多种药物时，药物相互作用的风险增加。故建议老年人服药前须咨询医生，尽量规避耳毒性药物的使用。

（3）避免噪声损伤：高强度、持续性噪声会对人耳造成伤害，导致听力下降、耳鸣等。加强噪声防护，预防因突然爆震引发的听力损伤。根据需要佩戴符合卫生标准的个人防护用品，并在生活中注意避免娱乐性噪声损伤。

 误区解读

家里老人听力不好随便买个助听器戴上就行

助听器是帮助老年性听力损失患者提高听力、改善听觉言语交流的有效手段，但在未经充分的专业医学评估和听力学评估前，应避免不恰当使用助听器。助听器的验配是一个非常科学专业的过程，需要专业的助听器验配师根据使用者的临床症状及纯音听阈、舒适阈、不适阈、言语测听等检查结果为患者选择合适的助听器并进行精细化调试，以达到最佳使用效果。此外，助听器使用有适应期，患者需要定期到听力中心进行复诊及调试，才能达到较好的助听效果。因此，建议老年性听力损失患者到专业医疗机构或有资质的助听器验配中心进行验配。

耳鸣是怎么回事

王小芳今年 30 岁，耳鸣已经 2 年了，总觉得耳朵里跟跑火车一样轰隆隆地响。尤其是晚上睡觉的时候，声音会更加明显，严重影响了睡眠。她去了很多家医院，吃了很多药也没有什么效果，还因此变得情绪很容易激动，小芳对此很苦恼。

 小课堂

1. 什么是耳鸣

耳鸣是在没有外部声源的情况下，人们感到耳内或颅内有声音，比如蝉鸣声、吹风声、流水声、嗡嗡声等。其实耳鸣本身并不是一种疾病，它是一些疾病的症状。

2. 耳鸣对人们会有什么影响

耳鸣对人们的影响或轻或重，轻者可以没有任何影响，重者可导致患者失眠、听力下降、头昏、注意力不集中，以及情绪激动、焦虑及抑郁等心理障碍，甚至出现自杀行为或倾向。上述症状会导

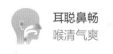
致患者心理障碍并加重耳鸣，从而互相影响，出现恶性循环。

3. 得了耳鸣应该怎么办

（1）病因治疗：对于原发病变明确并且可以有效治疗的患者，通过对因治疗或手术治疗，耳鸣大多可以减轻或消失。比如说外耳道耵聍栓塞、中耳积液、乙状窦憩室等引起的耳鸣可通过病因治疗获得较好的效果。

（2）药物治疗：常用的药物包括抗焦虑抑郁药、抗惊厥药、血管扩张剂、局部麻醉药。

（3）耳鸣习服疗法：是目前耳鸣治疗中较为有效的方法，通过长期的训练使患者逐步适应耳鸣，从而降低耳鸣的主观感受。

（4）佩戴助听器：伴听力下降的持续耳鸣患者，建议接受验配助听器的评估。研究表明，助听器可通过治疗听力损失和降低对耳鸣的关注来提高患者生活质量。

（5）认知行为疗法：认知行为疗法能指导患者认识到导致压力的消极想法，调节其负面情绪，从而有助于缓解耳鸣带来的痛苦。

（6）其他：如掩蔽疗法、生物反馈疗法、电刺激疗法、重复经颅磁刺激等。

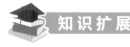
知识扩展

1. 什么是"搏动性耳鸣"

搏动性耳鸣是指头颈部器官、血管等结构产生的声音通过邻近组织结构传入内耳，而使患者感受到的有一定节律的声音；其中大多是由血管因素导致的，节律与心跳一致，称为血管源性搏动性耳鸣。

2.　搏动性耳鸣需要做什么检查

影像学检查是寻找血管源性搏动性耳鸣病因的有效手段，包括颞骨高分辨率 CT、血管造影 CT、内耳核磁共振及全脑数字减影血管造影等，其中血管造影 CT 检查是搏动性耳鸣的患者首选检查。

3.　搏动性耳鸣要怎么治疗

目前搏动性耳鸣的治疗需要根据病因选择合适的治疗方法，主要治疗手段分为手术治疗、介入治疗、药物治疗和康复治疗等。对于病理或者生理原因导致的、明确了解剖异常所引起的搏动性耳鸣选择手术治疗或者介入治疗。而药物及康复治疗用于病因不明确或上述治疗方法疗效不佳者。

4.　搏动性耳鸣必须就医吗

如果患者病史时间短，耳鸣为间歇性且对患者工作生活影响不大，可以先密切观察，并注意调整全身状态；若搏动性耳鸣持续存在，或者耳鸣伴有头晕、头痛、听力下降等症状，应及时就医。

 误区解读

1.　耳鸣是治不好的

虽然耳鸣机制尚不明确，病因繁多且常难以确诊，但是绝大多数患者经过合理治疗后，即使耳鸣不消失也可以得到有效控制，使之不再对患者的工作生活产生困扰。

2.　耳鸣是小病不用治疗，可以自己缓解

耳鸣是一种症状，通常也是一个警示信号，提示您可能患有外

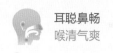

耳道耵聍栓塞、中耳积液、乙状窦憩室、耳硬化症等方面的疾病，需要去医院进行检查排除。

3. 耳鸣时间久了一定会聋

耳鸣的患者常常是伴有听力下降的，听力下降的人也很可能会出现耳鸣问题。但是"鸣久必聋"这种说法是不科学的，如贫血、颈动脉斑块、心脏病、自身情绪或心理压力等引起的耳鸣，一般是不会造成听力下降的。

提高听力的那些黑科技

小明热爱摇滚音乐，他在一周内连续参加了多场期待已久的摇滚乐演唱会。在绚丽的灯光和激昂的音乐中，他沉浸在兴奋和快乐的氛围中。然而，演唱会结束后，小明却发现自己听声音发闷，一开始他并未在意，以为只是暂时的感觉。然而随着时间的推移，耳鸣和听力下降的问题仍然持续存在。小明意识到自己的听力似乎出现了问题，他决定尽快去医院检查。医生告诉他，可能是长时间处于高分贝音乐的环境中导致的听力损失，这也被称为娱乐性噪声导致的听力损失。

 小课堂 ∙∙∙∙∙∙∙∙∙∙∙∙∙∙∙∙∙

1. 何时应当怀疑出现听力损失

对于学龄期儿童，如果出现以下情况，应当考虑有听力损失：①对声音无反应；②不能正确理解别人说的话；③言语发展迟缓；

④耳部有分泌物；⑤反复出现耳痛或耳闷的情况。对于成年人，如果出现以下情况，应当考虑有听力损失：①经常要求别人重述他们所说的话；②经常需要提高电视的音量；③经常听不到部分谈话内容；④有耳鸣现象；⑤自己的讲话声音很大。

2. 听力测试可以居家进行吗

有许多免费的测试工具可供居家开展听力筛查，如世界卫生组织（WHO）开发的智能手机应用程序——hearWHO，是一项基于噪声下言语识别技术的听力筛查软件。这些免费的、经过验证的听力筛查工具可用于居家评估听功能，并监测听力的变化。此类应用程序可清晰地显示受试者的测试结果，并可保留受试者听力状态的个性化跟踪记录。

3. 如何避免听力损失

请勿将任何物体插入耳内；在嘈杂的地方使用耳塞或耳罩；如有任何耳和听力问题，尽快就医；核实所服用的药物是否会影响听力；定期进行听力测试；听从医生或听力师建议佩戴助听器等听力设备。

 知识扩展

1. 听力师如何通过纯音听阈测试判断听力损失

纯音听阈测试是一种常用的听力评估方法，它基于被测试者对不同频率和强度的声音的感知和行为学反应。纯音听阈测试包括以下内容。

（1）声音频率：纯音听阈测试使用单一频率的声音进行测

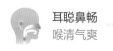
试，这种声音被称为纯音。频率的单位是为赫兹，代表声波每秒振动的周期数。常见的测试频率范围是 250 赫兹到 8 000 赫兹，其中 250 赫兹代表较低的频率，而 8 000 赫兹代表较高的频率。

（2）声音强度：纯音听阈测试使用不同强度的声音刺激进行测试，强度以分贝表示。

（3）阈值记录：在纯音听阈测试中，测试人员控制声音的强度，要求被测试者通过按下按钮、举手或以其他方式表示他们能听到声音，直到记录到被测试者能够听到的"最小的"声音强度，即阈值。

（4）听力曲线：通过记录被测试者双耳不同频率的阈值，听力师可以绘制出被测试者的听力曲线。听力曲线显示了被测试者在不同频率下听到声音的能力，并可反映听力损失的程度和性质。

2. 有哪些常用的听觉辅助装置

常见的听觉辅助装置主要包括助听器和人工耳蜗。

（1）助听器：助听器是一种放大声音的装置。多数无法通过药物或手术治疗的听力损失患者，可受益于助听器。助听器的工作原理是使用麦克风收集声音，放大声音；通过扬声器将放大的声音传至外耳道。

对于先天性外中耳畸形、慢性中耳感染等不适用常规助听器的听力损失患者，也可选用骨传导助听器。

（2）人工耳蜗：人工耳蜗是一种医疗电子装置，适用于无法受益于助听器的重度或极重度听力损失患者。与助听器不同，人工耳蜗将声音转换为电信号，并刺激螺旋神经节细胞，进而通过听神经传到大脑。大脑识别声音或言语信号，帮助患者听到声音。

人工耳蜗需要通过手术植入到耳内。人工耳蜗由以下几个部件组成：①麦克风。用于收集声音。②声音处理器。安装在耳后或头部，外观类似助听器，处理器将声音转换为电信号。③传送线圈。将刺激信号从处理器发送到内部植入体。④内部装置。术中植入耳后皮下，将电信号传递至耳蜗刺激听神经。

 误区解读

1. 老年性听力损失只能通过药物治愈

大部分老年性听力损失的类型为感音神经性听力损失，目前国际上尚无有效的药物治疗方法。一味求助药物治疗会错过验配助听器的最佳时机。

2. 助听器会越戴越聋

通过专业的检查、验配、评估等手段进行助听器验配，不但不会损伤听力，还能帮助大脑延缓听觉和言语识别能力的进一步退化，从而避免因长时间听力损失而导致的辨音不准、发音能力退化、讲话口齿不清等问题。

3. 助听器单耳验配就够了

当双耳都存在听力损失时，单耳佩戴助听器很难分辨声音的来源、方向、距离等信息，也很难获得很好的听觉平衡感。因此当双耳均存在听力下降时，建议双耳同时佩戴助听器。

答案：1. D　2. D　3. ×

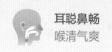

健康知识小擂台

单选题：

1. 有关耳鸣的描述正确的是（　　）

   A. 机制尚不明确

   B. 可伴有听力下降、耳闷等症状

   C. 心理障碍会加重耳鸣

   D. 以上均正确

2. 以下不是中耳炎可能会引起的并发症是（　　）

   A. 脑脓肿　　　　　　　　B. 颈部脓肿

   C. 面瘫　　　　　　　　　D. 脑肿瘤

判断题：

3. 由于分泌性中耳炎患者的鼓膜是完整的，只要不出现穿孔就表示病情不重，不需要治疗。（　　）

保持灵敏听觉的
秘诀自测题

（答案见上页）

关于眩晕
你不知道
的事情

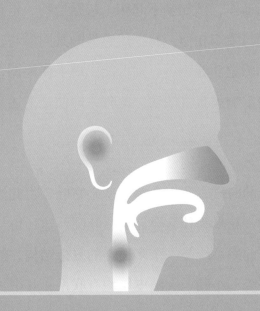

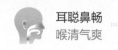
晕车居然和耳朵有关

小李平时最怕坐车，因为晕车总是耽误事，他一开始以为是自己的胃不好，结果去了医院检查却告诉他和耳朵有关。

 小课堂

1. 平衡功能是怎么实现的

人体能够保持平衡是通过一个复杂的生理过程实现的。这个复杂的过程需要前庭、视觉和本体感觉共同参与和协调完成。例如当乘坐汽车时，突然急刹车，前庭首先帮助我们感受到刹车的速度变化，视觉帮助我们定位方向，而本体感觉则通过反射活动调整四肢和脊柱的活动，保证身体的平衡与姿势的稳定性。日常生活中会有很多类似的常见动作，例如躺下起床、弯腰拾物、走路、打球、做操、跳舞等，都与乘车相似，有上述感觉的共同参与。一旦出现某一种感觉或多种感觉功能障碍，则可能出现平衡失调，表现为眩晕或头晕，甚至会影响到日常活动。此时，即便是上述简单的活动也将变得十分困难。

2. 眩晕时为什么会恶心呕吐

当出现眩晕的时候，我们会感到恶心呕吐，由此给我们带来紧张和痛苦，然而，眩晕为什么会伴随呕吐呢？这还得从前庭系统的复杂结构说起。前庭系统是一个多通路的复杂结构，前庭与眼、脊髓、自主神经系统、小脑、大脑皮层均有联系；其中，自主神经系统支配的器官包括胃、肠、汗腺等。当前庭器官受到刺激时，会出现神经系统活跃状态，主要是迷走神经兴奋性占优势的反应，可以有多种表现，例如，唾液分泌增多、皮肤小血管收缩引起面色苍白、手脚冰凉、出汗增多等；当胃部逆蠕动增加则会导致恶心、呕吐，肠蠕动增加则表现类似腹泻等反应。因此，眩晕出现恶心、呕吐是前庭受到刺激而引发的正常反应，不必惊慌。但此时应做好防护措施，避免造成呕吐物误吸。

3. 晕车是怎么回事，应该如何应对

人体处于运动的状态或环境下，受运动环境或其中的不习惯因素刺激可以导致一系列表现，出现急性平衡与空间定向功能紊乱并伴有自主神经系统过度反应的状态，称之为晕动病，其中由乘车引起的称为晕车病。晕车之所以能够发生，还是由上述平衡系统的复杂性所决定的，原因包括感觉冲突、神经不匹配、前庭器官过度敏感、血流动力学改变等。一旦出现晕车，我们该如何应对？可以服用抗胆碱药、抗组胺药、镇吐药等；也可以使用一些中药或针灸疗法；还可以通过适应性锻炼的方法减轻晕车症状、进行预防，例如，反复多次乘坐某种交通工具（如车、船），逐渐使机体适应这种运动环境，从而不致发病或减轻症状。另外，在乘坐交通工具时可以通过限制头部运动，减少看手机，采取半卧位或卧位，闭眼等方法以减轻交通工具运动时对平衡系统的刺激。同时保持车内通风良好，减少噪声。乘坐交通工具前注意保证充足的睡眠，避免劳累，不过饱饮食等，有助于减少发病或减轻症状。

4. 平衡能力可以通过锻炼提高吗

平衡能力是可以通过锻炼来提高的。体操运动员、航天员和我

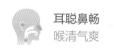

们普通人一样，并非天生具备高超的平衡能力，他们也是通过锻炼和训练来实现的。当我们的前庭功能因为某些原因，例如缺血性疾病、感染性疾病等受损时，可能会出现前庭功能的变化，由此可能导致眩晕和平衡失调。这种平衡失调可以通过锻炼来改善。

知识扩展

1. 什么是"平衡三联"

视觉、前庭和本体感觉，三者合称为"平衡三联"。机体的平衡功能就是依赖"平衡三联"彼此相互协调、共同作用来维持的；其中一种或多种感觉功能障碍，就可能会导致眩晕、头晕或平衡失调。在"平衡三联"中前庭系统起主导作用。

2. 医生可以通过哪些项目来检查平衡系统的功能

平衡功能检查可以反映平衡系统的功能状态。通过平衡功能检查可以评估人体静态平衡和动态平衡的整个过程，反映人体的平衡能力。

前庭系统是平衡系统中重要的组成部分，可以通过前庭功能检查来评估。前庭功能检查是在特定条件下进行一系列测试，通过记录眼的活动来观察前庭自发性或诱发性体征，从而反映中枢前庭和外周前庭的功能状态和病变程度。前庭功能检查是评价眩晕、头晕和平衡失调是否来源于耳部的重要方法之一。

误区解读

1. 头晕、眩晕和平衡失调就是脑供血不足

头晕、眩晕、平衡失调常常涉及多系统的多种疾病。常见于耳鼻咽喉科、神经内科、骨科、心血管科、心理科等。脑供血不足只是其中一个可能的原因。在所有的病因中，前庭系统的功能失调占比最多。因此，如果出现上述症状时，应注意排查是否为耳源性的眩晕。

2. 因为害怕晕，所以只能平躺休息

平躺休息是不能获得平衡能力的。平衡能力可以通过锻炼或训练得到提升。因此头晕、眩晕、平衡失调的人在病情稳定的情况下，更应该进行前庭康复锻炼或训练，做力所能及的运动和活动，循序渐进，逐渐增加难度和延长时间，在专业医生的指导下进行有针对性的练习，一定可以获得更好的平衡稳定性。

3. 平衡能力差对身体没有危害

平衡能力差也有健康风险。平衡能力差可能会导致跌倒的风险增加。跌倒是全世界意外伤害死亡的第二大原因。研究显示，平衡能力较差的人，全因死亡风险及癌症、心血管病的远期死亡风险也会增加。因此，平衡能力值得我们终生关注和努力去改善。

什么样的头晕需要看耳鼻咽喉科

60岁的顾阿姨每天抱孙子、买菜做饭，把家里收拾得清清爽爽，忙得团团转。直到某一天夜里，顾阿姨躺在床上，一

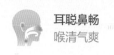
睁眼，突然天旋地转。"哎呦喂，哎呦喂，晕死我了……"顾阿姨忙不迭地叫家里人把自己送到医院，抽血、CT 检查、输液，还好经过检查，医生判断她并没有急性的脑血管疾病，但是只要一躺下来，就觉得房子在晃，医生叮嘱："你这看着像耳石症，如果再发，要去耳鼻咽喉科查一查，做个手法复位。"

 小课堂

1. 什么是耳石症

耳石症，规范名称是"良性阵发性位置性眩晕"。耳石，其实是内耳里的碳酸钙结晶，可以理解为一颗颗微小的"鹅卵石"，每个人的耳内都有一层耳石组成的膜，就像一条鹅卵石小路，还有三个半规管，就像三条过山车轨道。内耳的这些结构共同构成了人体的平衡仪，可以感受直线加速度和角加速度，在体位变化的时候帮助我们掌握平衡。

由于各种原因，鹅卵石般的耳石微粒会"脱落""漂浮"，耳石症就是由耳石微粒从管理平衡感觉的前庭器官里"逃跑"，在半规管里滚来滚去"乘风破浪"造成的，患者处于特定的体位会诱发眩晕，天旋地转犹如"乾坤大挪移"。

天旋地转，耳石症了解一下

天旋地转，耳石症的检查

2. 什么是手法复位

耳石复位治疗是指通过一系列沿特定空间平面的序贯式头位变动，使移位的耳石颗粒按特定方向运动，经半规管开口回到原始部位——椭圆囊，而达到治疗的目的。通俗来讲，就是通过改变头位的特定轨迹运动，引导"落跑"的耳石颗粒"回归正途"。耳石症多可通过 1 ~ 2 次手法复位便可成功，部分患者需要经过多次手法复位。检查

耳石症手法复位

及手法复位过程中会诱发眩晕，小部分患者会有一过性恶心、呕吐、心慌等不良反应，可自行缓解。手法复位后适当的药物或前庭康复锻炼可以加速前庭代偿。

3. 什么样的头晕需要就诊于耳鼻咽喉科

当出现眩晕，特别是出现了与体位变化相关眩晕的时候，就要考虑到耳鼻咽喉科就诊了。眩晕是指相对位置发生改变的晕的感觉。比如头一动就觉得天旋地转，觉得周围物体、房子在倾倒或摆动，或者周围的物体不动，自己的身体在旋转，这些类型的头晕都建议在神经内科就诊的同时，也去耳鼻咽喉科就诊，评估是否为耳源性疾病引起的眩晕。

 知识扩展

1. 常见的耳源性眩晕的疾病有哪些

（1）耳石症：主要是体位变化（比如躺下、坐起）时会有天旋地转的感觉，基本上每次发作持续时间不超过 1 分钟。

（2）梅尼埃病：曾称"美尼尔病"，是反复发作的耳鸣、眩晕、波动性听力下降。发作时感觉头一动就会眩晕，可能伴有耳鸣和耳闷胀感，眩晕多持续 20 分钟至数小时，持续眩晕超过 24 小时者较少见。

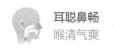
（3）前庭性偏头痛：每次发作的时候可能会有单侧的头痛、畏光、畏声，发作期持续数分钟到数天不等，患者既往可能会有偏头痛病史。

2. 头晕、眩晕的患者，可以直接去耳鼻咽喉科就诊吗

不建议。眩晕是一种症状，中枢性眩晕、颈源性眩晕同样会引起天旋地转等症状。临床上最危险的是脑血管疾病、中枢疾病引起的眩晕，需要紧急处理。所以，对于有眩晕症状的患者，还是建议首先到神经内科就诊。

误区解读

头晕、眩晕，肯定是颈椎不好

这是一种错误的认知。头晕是指头昏沉感；眩晕是机体对空间感觉定位障碍，是指感觉自己和周围环境相对位置发生改变，例如房子或自身在旋转的感觉。头晕有很多种原因，高血压、脑供血不足、贫血等多种疾病，以及休息不好、精神压力大等因素都可能导致头晕。

眩晕根据病因分为周围性眩晕、中枢性眩晕、颈源性眩晕及其他原因的眩晕，其中周围性眩晕占绝大多数，中枢性眩晕次之，颈源性眩晕的发病率最低。因此，不能一头晕目眩就以为是"颈椎不好"，而是应该到神经内科及耳鼻咽喉科就诊检查。

平衡功能是怎么评估的

　　小李，男性，36岁，感冒后出现头晕，左右摇晃感，走路向一侧偏斜，自诉没有明显的听力下降。急诊完善头颅CT，没有发现异常，给予药物治疗后头晕症状缓解，前庭功能检查发现右侧前庭功能减退，予以药物配合前庭康复治疗，半个月后头晕和走路偏斜症状明显改善。

 小课堂 ● ● ● ● ● ● ● ● ● ● ● ● ● ● ● ●

1. 我们是怎么掌握平衡的

　　平衡功能是指人体维持身体平衡和姿势控制的能力。主要由三个系统共同协调完成，包括视觉、前庭和本体感觉，被称为平衡三联。视觉功能通过感知周围环境的视觉信息，帮助身体维持平衡；前庭功能通过感知头部的直线加速度和角加速度，将这些信息传递给大脑，以帮助身体维持平衡；本体觉功能通过感知皮肤、肌肉和关节的位置、张力和运动状态来提供平衡信息。前庭功能损害主要表现为眩晕、摇晃感、步态不稳或者视觉不稳等平衡障碍，因此前庭功能的检查对于平衡功能的评估尤为重要。

2. 哪些平衡障碍症状考虑为前庭功能损害

　　前庭功能损害会导致各种平衡障碍症状：①眩晕。最常见的前庭功能损害症状，患者感觉为天旋地转、晃动感或不稳感。②平衡丧失及运动失调。患者失去平衡感及手脚不灵活，容易摔倒或摇

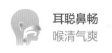

晃。③视觉不稳。视觉模糊、晃动或眼球震颤。当出现上述症状时要考虑完善前庭功能检查。

3.　前庭功能检查是怎么回事

前庭系统中的球囊、椭圆囊和半规管可以检测头部的直线加速度和角加速度，并将这些信息传递给大脑，以帮助身体维持平衡。前庭功能检查包括了对球囊、椭圆囊和半规管的功能检查。

冷热试验是最常用的前庭功能检查方法，主要检查测试者的外半规管功能。测试者耳内分次注入冷水和热水，来刺激前庭系统的外半规管，通过观察眼球震颤的幅度和持续时间，评估前庭系统的功能。前庭功能损害时一侧眼球震颤幅度及持续时间明显缩短。

4.　发生前庭功能损害怎么办

前庭功能损害急性期，在医生指导下使用抗眩晕药物可以帮助减轻眩晕症状。通过特定的前庭功能刺激和平衡训练来促进前庭系统的适应和恢复。这种训练可以改善平衡和空间定向感知能力，减轻眩晕和不适感。

 知识扩展

除了冷热试验，还有哪些前庭功能检查

（1）前庭诱发肌源性电位（vestibular evoked myogenic potential，VEMP）：是评估球囊、椭圆囊功能的测试方法。在VEMP测试中，测试者会被要求头向一侧偏斜，使颈部肌肉具有一定张力；然后经耳给予刺激声，声音刺激前庭系统的球囊、椭圆囊，使颈部或眼部肌肉产生电反应，通过记录肌肉的反应和信号来评估前庭系统功能。

（2）甩头试验（head positioning test）：是检测前庭系统三对半规管功能的测试。测试中，被测试者需要根据指令改变头部的位置，例如向左或向右旋转头部，向前或向后倾斜头部等。当头部处于不同的位置时，医生会观察测试者的眼睛和头部的运动，通过记录眼睛和头部的反应来评估前庭系统功能。

（3）转椅测试（rotary chair test）：检测前庭系统半规管功能的测试。测试中，患者坐在旋转椅上，医生通过旋转椅子来刺激前庭系统。其间，医生会观察患者的眼球运动，以评估前庭系统对旋转刺激的反应。

 误区解读

凡是有头晕、平衡障碍症状的都是前庭功能受到损害

一旦遇到了头晕、平衡障碍等症状，大家就会想到梅尼埃病、耳石症等前庭功能受损的疾病，其实也包括脑干或小脑的卒中、肿瘤等，内科疾病如贫血、血液循环不良等也可能引起头晕。多种疾病都能表现出头晕等平衡障碍的症状，因此遇到此类症状时，要及时就医，需要医生根据病史、体格检查和辅助检查明确诊断和制订治疗方案。

答案：1. B　2. C　3. √

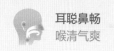

健康知识小擂台

单选题：

1. 头晕、眩晕的患者，首先应该去就诊的科室是（　　）

　　A. 耳鼻咽喉科

　　B. 神经内科

　　C. 脊柱外科

　　D. 康复科

2. 人体感受运动加速度的平衡器在（　　）

　　A. 外耳　　　　　　　　B. 中耳

　　C. 内耳　　　　　　　　D. 大脑

判断题：

3. 耳朵有问题也会引起眩晕。（　　）

关于眩晕你不知
道的事情自测题

（答案见上页）

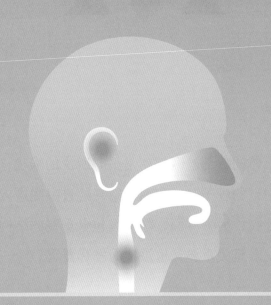

您的嗓音，
至关重要

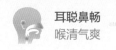
嗓子是怎么发声的

　　王先生今年65岁，有多年吸烟的习惯，每天要吸1包烟。最近2个月，王先生说话的声音变得沙哑，尽管吃了药还是不见好转。他来到医院就诊，发现喉咙（喉部）里长了肿瘤，医生建议手术切除。王先生很担心，喉咙手术会不会影响以后说话？如果把喉咙都切掉，还能讲话吗？

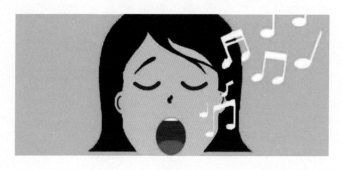

发声

 小课堂 ● ● ● ● ● ● ● ● ● ● ● ● ● ●

1. 我们的声音来自哪里

　　声音来自人体的喉部。喉部就是平时所说的喉咙，它位于颈部正中，像一根中空的管子。一方面，空气经过喉咙进入气管再到肺部，协助人体呼吸；另一方面，喉咙也包含重要的结构——声带，声带对人类的发音至关重要，也被称为发音器官。

2. 喉结就是喉咙吗

不是。我们能在颈部看到、触摸到的喉结其实是甲状软骨正中上端向前的突出，成年男性较女性明显。甲状软骨是喉部最大的软骨，它构成了喉腔的主要轮廓；此外，还有会厌软骨、环状软骨和杓状软骨等结构一起组成了喉部，由肌肉和韧带将这些软骨连在一起，它们协同作用帮助人体发音、呼吸和吞咽。

3. 声音是如何产生的

对发音至关重要的声带位于甲状软骨内部。健康的声带是瓷白色、光滑的，像一段柔软的条索，且带有一定的韧性。声带分为左侧和右侧，像一扇门一样可以开闭，因此两侧声带之间的空间也被称为声门。在呼吸时，两侧的声带分开，声带之间的声门开放，保证充分的空气进出；在说话时，两侧的声带闭合，声门关闭，保证我们可以发出持久的声音。

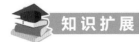
知识扩展

1. 声音的本质是什么

人类的声音本质上是一种由振动产生的能量。当我们不说话或不唱歌时，两条声带相隔很远。当我们说话时，声带中的肌肉会收缩，将两条声带拉紧和内收在一起，使它们之间只留下一条小缝，自肺部呼出的气流冲击靠拢的声带使之振动，引起周围空气分子的振动，这种振动向远处传播开来形成声波而被其他人听见。声音有高音和低音之分，这是因为声带振动的频率不同，可以从每秒100次到1 000次。当喉部的肌肉控制声带绷紧，快速振动时会发出高

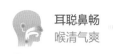

频，也就是更尖锐的声音；当喉部肌肉放松，声带松弛、慢速振动时，则发出低频，也就是更低沉的声音。可以试着用手指按压在喉结侧方感受发音时喉部的振动，低音和高音的区别。

2. 如何发出优美的声音

为了能够发出优美的声音，需要满足很多条件。首先，需要有充足的肺活量，提供充足的空气在声带间流动，产生足够的声波；其次，声带要有良好的形态、弹性和运动，才能保证它们之间的振动是和谐对称的；另外，人体的鼻腔、咽腔等形似扩音器，可产生振动和共鸣，能把声波转化为复杂的音节，也可以将声波放大，传播得更远。因此，发出声音看似很简单，但发出较为优美的声音却是一个复杂、微妙的过程。专业的播音员或者歌手通过对喉部肌肉进行针对性训练，控制声带进行更细微、自如和灵活的运动，比如调节声带的长度、振动的频率，使得音量更清晰、音色更美好。

 误区解读

"十聋九哑"是因为先天性听力损失的人天生不会讲话

学习讲话是一个从出生就开始的过程，尤其是 3 岁以下，是儿童学习说话的适龄年纪。这一阶段的婴幼儿需要从听到声音开始，慢慢辨别出哪些声音是语言，哪些是噪声；然后开始识别并且理解单词、句子；在这一过程中，逐渐开始模仿声音，从发出单个的词语开始到能和父母对话。先天性听力损失的患儿，既不能听到外界的声音，也无法对自己发出的声音进行反馈，就会错过言语中枢发育的关键时期。即使他们的发音器官是没有问题的，也无法表达言语。这也是为什么很多先天性听力损失的人能够发出"咿咿呀呀"的声音，但是无法形成真正的沟通语言。如果能够让这些先天丧失听力的孩子早点听到声音，他们一样可以正常学习讲话。

什么样的声音算好声音

张同学今年 13 岁，是一位性格开朗的男生，最近总觉得自己的嗓音怪怪的，和自己之前的嗓音不同，变粗变低沉了，为此很苦恼，有些不敢在公共场合说话了。后来家长带他去医院进行嗓音功能评估，经过耳鼻咽喉科医生的检查，发现咽喉部并没有明显的异常，医生对张同学和家长解释，这是变声期的一个过程，同时也告诉家长，要关注孩子青春期变声的问题，如果家长无法在孩子变声期给予发音的正确指导，可能会让孩子养成错误的发音习惯，甚至对心理造成一定影响，因此来医院进行相关检查是必要的。张同学了解后如释重负，开始放心大胆地继续说话了。

 小课堂 •

1. 为什么每个人的声音都是不一样的

每个人的声音都有其独特之处，有的人声音洪亮、高亢，有的人婉转细语，这是因为声带肌肉的张弛控制不同。大脑支配肌肉调节的快慢、声带本身的结构变异、肺部呼出的气流冲击力大小，以及共鸣腔的形态构造等，都会影响我们的嗓音，使我们说话时出现

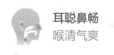

不同的音质、音色、音高等，这也就造成我们每个人独特的嗓音。

2. 嗓音的异常是否会影响我们的生活质量

随着日趋频繁的社会交流和信息获取，越来越多的人需要使用更多的嗓音来沟通、交流，尤其是教师、播音员、演说家、律师、歌手等职业用声的人群，更是需要具有个人魅力的嗓音作为工作的主要工具，因此嗓音和我们的生活密切相关。嗓音疾病导致的发音障碍会引发不同程度的心理及社会问题，进而影响生活质量。近些年来，由于用嗓过度、不健康饮食、烟酒刺激及空气污染等，嗓音疾病的发生率也在逐年增长，声音嘶哑、咽喉疼痛、咽喉干燥、咽部异物感、发音疲劳等问题都影响着大家的正常生活、沟通。稍不注意，这些疾病就会逐渐损害我们的发音器官，使我们的"形象"大打折扣。

3. 为什么要进行嗓音的评估

都说嗓音是人的"第二张脸"，每个人的嗓音都有一定的辨识度，人与人之间的嗓音都是不同的，对嗓音进行评估有助于对咽喉部病变进行更为准确的诊断，并能够更精细地评估嗓音障碍的程度及特性，进而制订个体化的治疗方案。

4. 怎么判断自己的嗓音是否有问题，需要到医院看病

正常的嗓音应当是听起来干净、无杂音的，因此如果发现自己的嗓音改变了，俗称"嗓子哑了"，持续时间超过 3 周无缓解，需要及时就医，查明原因并及时治疗。

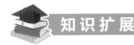

知识扩展

1. 什么是嗓音的感知评估

嗓音的感知是人类交流的核心因素，嗓音的感知评估是主观的，通过嗓音的感知我们可以识别说话者，辨别出说话人的性格或心情。在很多情况下，嗓音的异常往往是通过患者本人或他人的主观感知发现的，进而促使患者到医院看病。有经验的临床医生通过患者说出的几个字或词，就能对其嗓音状况做出初步评价。所以，嗓音的主观听觉特征是嗓音感知评估中最重要的方面。

2. 医生是怎么进行嗓音功能评估的

临床嗓音功能评估主要包括嗓音质量的主客观评估，即医生对患者的声音嘶哑程度进行听主观评估，并将患者的声音录入计算机，通过相关分析软件处理，进行客观的声学分析。此外，还包括对患者进行自我嗓音相关生活质量量表的评估。同时，进一步通过频闪喉镜检查评价声带的振动特征，必要时还需要进行喉神经肌肉电生理功能的评估及空气动力学评估等。

误区解读

1. 我天生声音嘶哑，我认为没必要去医院看病

有的人会说，我天生就是声音嘶哑，也没什么变化，不需要去医院看病。那么您可以回想一下这种声音是否从出生后就开始或与变声期有关，如果是的话，很可能是您的声带发育存在问题。如果您觉得这个嗓音会影响工作和生活，那么就需要向医生求助，寻找

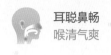
解决方法了。

2. 我的嗓音比同龄人低沉，但是并不嘶哑，我认为没啥问题

正常情况下，女性的嗓音比男性音调要高，这和男女的喉部生理结构有关，但如果女性的嗓音较同龄的女性低沉，就须引起重视，有可能是内分泌系统出现了问题。引起女性嗓音低沉的常见原因有体内性激素水平异常、甲状腺功能减退等。如果女性在妊娠期间出现嗓音的变化，也有必要检查一下体内激素水平。

此外，不少男性的嗓音较同龄人更加低沉、沙哑，这可能与长期吸烟、饮酒造成声带慢性水肿有关，需要到医院进行喉部检查，确定病变程度同时还应排除是否合并其他病变（长期吸烟是声带恶性病变的相关因素之一）。

怎样保护好我们的声音

2 岁的辰辰是个活泼可爱的宝宝，最近特别喜欢说"不要"，而且很喜欢表达自己的不满，每次跟爸爸妈妈哭闹的时候，都会嚎得很大声。慢慢地，爸爸妈妈发现辰辰的声音"哑"了。妈妈很担心，爸爸上网查了很多资料，说宝宝可能是长了"喊叫小结"，等讲话少了自然就会好了。

小课堂

1. 为什么这位小朋友声音会"哑"，"喊叫小结"又是什么

儿童在言语发育期比较喜欢表达自己，在这个过程中会有过度

喊叫和哭闹的情况，由此声带造成"磨损"，导致声带局限性黏膜肿胀或结节状增生，我们称之为声带小结。对于儿童的声带小结，又称为"喊叫小结"。随着年纪增加、讲话及喊叫的情况减少，儿童的"喊叫小结"多可自行消失，一般无需手术治疗。

2. 变声期，如何保护我们的嗓音

变声是青少年在生长发育期会出现的正常现象，多出现在12～15岁。随着生长发育，喉头增长，声带被拉长而出现音域狭窄、声音嘶哑或较儿童时期声音明显不同等情况。在这个时期应注意避免过度用嗓、不可大声嘶吼、避免感冒或进食辛辣刺激食物，否则声带容易充血、水肿导致声音变化加剧。

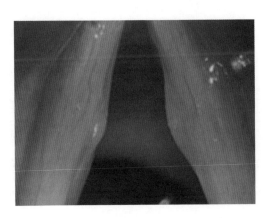

声带小结

在这一时期，青少年特别是男生容易因声音变化而出现社交恐惧，家长除了生活指导之外，还要格外关注变声期的心理变化，必要时到医院进行进一步检查。

3. 教师、售货员、歌唱家长期用嗓，怎么避免声带受损呢

（1）原则上尽量避免过度用嗓，注意"声休"，即让声带休

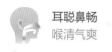
息，减少讲话时长，放低音量，减慢语速，避免嘶吼等情况。

（2）练习胸腹式呼吸来发音，加强气息练习而不是单单靠大声吼叫来提高音量。

（3）保持健康的生活习惯。戒烟忌酒。及时补充水分、避免咽喉黏膜干燥。饮食宜温冷清淡，避免过辣过咸的饮食，如有明显的反酸嗳气等胃食管反流症状要及时用药调养，否则胃酸反流会加重声带黏膜充血。

（4）日常注意保暖，上呼吸道感染会诱发声带黏膜急性炎症，如果感冒后发生了声音嘶哑，应尽量避免讲话。

知识扩展

1. 你知道吗，反酸反胃也会影响嗓音

胃食管反流也会影响嗓音。咽喉部黏膜不能像食管和胃的黏膜一样可以抵御胃酸腐蚀，有时会受到反流上来的胃酸和胃蛋白酶的刺激，易引起慢性充血、肿胀、分泌物增加，产生异物感和痰多的感觉，部分患者还会有咽部烧灼感。反流引起的声带慢性充血肿胀也会导致声音嘶哑。

2. 改善嗓音的小妙招——雾化吸入治疗

雾化吸入治疗时，可将一定剂量的糖皮质激素类药物加入雾化机，以喷雾的形式进行吸入治疗，可以减轻急性期的声带炎症反应，加速嗓音的恢复。需要注意的是，这类治疗需要在医生指导下使用，以确定正确的用药剂量和时长；且应避免超过2周，同时雾化前后需要漱口。

声音嘶哑会是喉癌吗

李小美，今年35岁，平时工作说话就多，晚上回家还要辅导孩子学习，难免喊几句，近2个月，小美发现自己说话时声音嘶哑了，高音发不出来，听说喉癌会导致声音嘶哑，所以她非常担心自己是不是得了喉癌。

声音嘶哑会是喉癌吗

 小课堂

1. 声音是怎么产生的

声带是位于喉部的两片富有弹性的薄膜，其前后分别固定在软骨上。两片声带之间的空隙称为声门，声门是呼吸道最狭窄的部位。在大脑控制下，从肺部呼出的气流通过声门使声带振动发出声音，并通过口腔和鼻腔的共鸣获得响亮而复杂的声音。

2. 声音嘶哑的常见原因

口腔和鼻腔的病变会使发音的清晰度发生一些改变，比如鼻音重或说话含糊，但是绝大多数的声音嘶哑还是声带的问题。因病变的不同而出现相应的粗糙声、气息声、耳语声，甚至完全失声。

（1）炎症是导致声音嘶哑最常见的原因，例如感冒后突然声音嘶哑就属于急性炎症，而慢性炎症多与用嗓过度有关，初期可表现为间断性声音嘶哑，后期逐渐发展为持续性声音嘶哑，这时就可能会发展为声带小结或声带息肉。

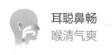
（2）各种原因导致的声带局部瘢痕可以引发持续性声音嘶哑。

（3）各种原因引起的神经性、关节性或肌源性的声带活动不良，也可以引起声音嘶哑。

（4）部分老年人由于声带萎缩、松弛也可能出现声音嘶哑；还有部分患者由于生气着急会突发声音嘶哑，女性多见，可为耳语声或失声，但哭笑声正常，为癔症性声音嘶哑。

（5）喉部的良恶性肿瘤可表现为逐渐加重的声音嘶哑，良性肿瘤发展相对缓慢，恶性肿瘤导致的声音嘶哑可在短期内进行性加重，严重者会合并呼吸困难。

3. 怎么判断声音嘶哑的原因

首先，根据自身症状进行判断，如果是突发声音嘶哑合并上呼吸道感染的症状要考虑是急性炎症；如果是说话多后出现，说话少能改善的声音嘶哑，考虑是声带小结、声带息肉的可能性大；如果是持续性声音嘶哑并逐渐加重，就有可能是声带肿物了。持续时间超过 1 个月的声音嘶哑建议到医院耳鼻咽喉科进行喉镜检查，喉镜检查可以初步判断声带病变的性质，最终确定声带病变的性质需要手术切除病变后送病理检查。

4. 喉镜是怎么检查的

喉镜是咽喉内镜的简称，可以对舌根、会厌谷、会厌、杓会厌襞、梨状窝、室带、喉室、声带、声门下等部位进行检查。根据设备不同可分为间接喉镜、纤维喉镜、电子喉镜和频闪喉镜等，医生会根据检查的目的来灵活选择。

由于喉部位置较深，需要借助以上内镜观察，所以喉镜检查确实会有些不适，包括鼻部酸胀、流泪、咽喉恶心、咳嗽等，但是在专业人员的熟练操作下，绝大部分患者是可以完成喉镜检查的，必要时可采用局部麻醉以减轻不适感。

5. 声带小结是怎么产生的，如何治疗

声带小结常发生于用嗓不当或用嗓过度的人群，教师、售货员和主播等大量讲话者是本病的好发人群，儿童以 6 ~ 8 岁男孩多见，又称"喊叫小结"。声带小结产生的原理就好像是长期劳动的手会起茧子，过度用嗓会使声带边缘磨厚，因此声带小结常表现为声带前中 1/3 交界处对称性的凸起。声带小结一般不需要手术，通过声音休息多可改善，儿童的声带小结多至青春期可自行消失。

6. 声带息肉是怎么回事，需不需要手术

声带息肉是一种良性增生性病变，也与用嗓不当或用嗓过度有关，主要表现为声音嘶哑或发音疲劳，喉镜检查可见一侧或双侧声带前中部有半透明，白色、粉色或红色，表面光滑的病变。声带息肉大小、质地差异较大，对于病变较小、病程较短的声带息肉可以使用一些中成药或雾化吸入治疗；对于病变较大、病程较长的声带息肉可以考虑手术切除，术前、术后还要注意矫正不良发音习惯，避免用嗓过度。声带息肉的手术需要精细的手术操作，否则会影响声音的恢复。全麻显微喉镜下声带息肉切除手术，操作精准、对周围组织损伤小，是目前公认的手术方式。

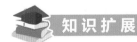 知识扩展

1. 声带白斑是喉癌吗

声带白斑是声带黏膜上皮角化增生或角化过度产生的白色病

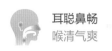

变。声带白斑的病因和性质差异比较大，有的是急性炎症导致声带表面伪膜样的病变，这类病变与喉癌没关系；有的声带白斑与声带结构问题如声带沟密切相关，也不是癌前病变；只有表面粗糙，窄带成像喉镜下显示有新生血管的声带白斑才可能是喉癌前病变，即使是这样的声带白斑，早期微创手术的预后也是很好的，所以真的不用"谈白斑色变"。

2. 喉癌的治疗方法

首先，即使得了喉癌也不要过度紧张，因为喉癌的整体预后还是比较好的。对于早期喉癌，也就是声带运动没有受到影响的病变，内镜下激光微创手术在切除病变的同时，可以尽可能地保留发音功能，治愈的可能性是很大的。但是对于病变范围比较广，周围的骨质有受累或被破坏的情况时，就可能需要开放的喉部分切除术或全喉切除术，同时根据淋巴结转移情况进行颈部淋巴结清扫术，根据病变性质、范围，决定是否加用放化疗或免疫治疗。

 误区解读

咽后壁的小疙瘩是肿瘤吗

感觉咽喉部不舒服，张嘴一看咽后壁有小疙瘩，非常担心是不是长肿瘤了。其实咽喉部是存在大量淋巴组织的，就像我们熟悉的扁桃体其实就是咽部最大的淋巴器官，而咽后壁那些小疙瘩其实是淋巴滤泡，在慢性炎症的刺激下增生，此外舌根也是由淋巴组织构成的，所以有时候摸到舌根是凹凸不平的，也不用太担心，有可能摸到的就是舌根淋巴滤泡。但是，咽喉部确实也会长一些肿瘤，最常见的是乳头状瘤和囊肿，这些病变大部分是不会引起不适症状的，需要到医院检查，由专业医生判断肿物性质和决定是否需要手术切除。

声音能通过训练调节进步吗

带货主播小陈，从事直播带货 2 年了，每天都需要高强度用嗓 8 小时以上，并且激情澎湃地说着一套带货的话术。"3！2！1！上链接！"久而久之，喉咙的疲态越来越凸显，声音变得越来越难听，为此，小陈到医院寻求帮助。

 小课堂

1. **什么是错误的用嗓方式**

用嗓方式不对是最常见的嗓音异常原因之一。每个人都有属于自己的发音舒适区，学习并掌握正确的用嗓方式，才能更好地运用我们的嗓音。常见的错误的用嗓方式主要包括嗓音误用和嗓音滥用。嗓音误用是指错误的发音方式，比如过度挤压声带"压嗓"说话，超过自己音域范围说话，呼吸与发音配合不佳等，这样做容易导致发音疲劳、交流困难等，且纠正难度大。嗓音滥用则是发声的强度或时间过度，讲话声音过大、时间过长，主播小陈明显就有这方面的问题。

2. **嗓音质量是否可以通过训练提升**

可以。我们每个人的音色是天生的，但是我们可以通过专业的

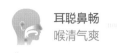
训练，练就更适合自身的说话技巧，去匹配我们的音色。从而让我们的声音说出来更舒服，听起来更好听。

当代社会，嗓音问题对身心健康的影响越来越大。青少年嗓音问题，容易引发自卑感，影响学业。成年人嗓音问题，更是会影响正常工作及日常交流，加重心理负担，增加精神压力，甚至无法与人正常交流，对各方面的影响都很大。因此，提高嗓音质量有益于身心健康。

 知识扩展 ///

除了错误用嗓方式，还有哪些习惯容易损伤声带

（1）高强度用嗓：正常说话时，成年女性声带每秒振动 200～250 次；成年男性声带每秒振动 100～150 次。长期高强度的快速说话，声带频繁振动，容易引发嗓音疲劳，严重者甚至会损伤声带。

（2）吸烟、饮酒：吸烟、饮酒危害嗓音健康，相关数据显示，长期的烟酒嗜好与喉癌的发生密切相关，主要表现之一就是出现进行性声音嘶哑，减少用嗓后，仍然无好转，须尽快到医院就诊。

（3）反复清嗓：这是一个极易养成的错误习惯，清嗓时双侧声带相互撞击，越用力清嗓，撞击越猛烈。频繁清嗓可能导致咽喉部疼痛。

（4）体态：含胸驼背、颈部前倾，容易诱发肩颈部肌肉紧张，严重时会牵扯到咽喉部肌肉一起紧张，增大发音疲劳、破音、

失声的可能性。

 误区解读

1. 我的嗓子出问题了，我以后就少说话或者不说话了

不过度用嗓是保护嗓子的重要保障，但并不意味着需要非常刻意地少说话。长时间的控制用嗓甚至有可能引起功能性发音障碍。我们可以通过针对性的嗓音训练，来帮助提升发音技巧，更好地掌握说话技能，以应对不同人群的说话强度需求。能做到：会说话、说对话、不过度用嗓，这样我们的嗓子才能更好地服务于我们。

2. 嗓音训练只需要跟着自己的感觉去调整就行了

只跟着感觉走，很可能把你带到不正确的道路上去。每个人的嗓音问题不同，都需要考虑自身声带长度及其状态、年龄、性别、工作环境、生活环境等诸多因素。错误的训练，不仅无法达到理想的效果，还有可能对嗓子造成暂时性甚至永久性的伤害。因此，嗓音训练前，进行系统且科学的评估，由专业人员根据评估结果，制订训练方案，并根据完成进度及时调整训练计划，才是最安全有效的办法。

答案：1. C　2. B　3. √

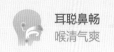
健康知识小擂台

单选题：

1. 声音起源于人体的（　　）

　　A. 鼻腔后方　　　　　　　B. 口腔的悬雍垂

　　C. 喉部的声带　　　　　　D. 气管的黏膜

2. 以下一般不需要手术治疗的是（　　）

　　A. 成人声带白斑

　　B. 儿童"喊叫小结"

　　C. 成人声带息肉

　　D. 儿童声带息肉

判断题：

3. 反酸、反胃可能也会影响嗓音。（　　）

您的嗓音，至关
重要自测题

（答案见上页）

怎样才能呼吸通畅，鼻清气爽

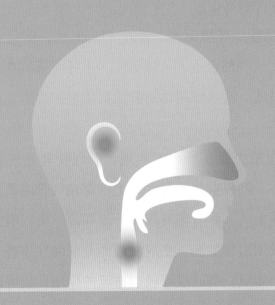

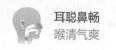
呼吸通道的门户是怎么工作的

　　人的呼吸系统分为上气道和下气道，其中上气道由鼻、咽和喉三部分组成，开口于前鼻孔，通过鼻腔、咽腔最后经喉腔与气管相连。上气道的通气作用对人体的呼吸功能有着重要且不可替代的作用，其通气动作的完成包括鼻翼的扩张、鼻腔与咽腔的扩张和声门开放的全过程。

 小课堂

1. 上气道是怎样帮助人体呼吸的

　　上气道对于人体整个呼吸道功能的维持有非常重要的作用。

　　（1）调节气道阻力：通过调节气道阻力从而调节进出肺的气体的量、速度和呼吸功。

　　（2）保护功能：环境温度、湿度均不恒定，而且可能含有尘粒和有害气体，这些都会危害人体健康。上呼吸道具有对吸入气体加温、湿润、过滤、清洁作用和防御反射等保护功能。

2. 上气道是怎样让吸入的空气变得清洁、湿润的

　　加温湿润作用主要在鼻和咽实现，而气管和支气管的作用较小。一般情况下，外界空气的温度和湿度都较气管内低。由于鼻、咽黏膜有丰富的血流，并有黏液腺体分泌黏液，所以吸入的气体在到达气管时已被加温和加湿，变成温暖而湿润的气体进入肺泡。如果外界气温高于体温，则通过呼吸道血流的作用，也可以使吸入气

体的温度下降到体温水平。

通常呼吸道的过滤和清洁作用，可以阻挡和清除随空气进入呼吸道的颗粒、异物，使进入肺泡的气体几乎清洁无菌。呼吸道有各种不同的机制来防止异物到达肺泡。在上呼吸道，鼻毛可以阻挡较大颗粒进入，而鼻甲的形状则使许多颗粒直接撞击在黏膜上或因重力作用而沉积在黏膜上。这样，直径大于 10 微米的颗粒几乎完全从鼻腔气流中被清除。

 知识扩展

1. **鼻周期是什么**

我们的两侧鼻腔，实行的是"轮流工作制"，这种"轮流工作制"在医学上称为鼻周期。一般情况下，鼻周期是 2 ~ 7 小时，也就是说，我们的鼻腔通常只有一侧处于工作状态，通气量较大，而另一侧鼻腔基本处于"歇业"状态，气流量比工作时小很多，2 ~ 7 小时过后，两侧鼻腔再进行"倒班"。

感冒时鼻腔黏膜和鼻甲肿胀，鼻阻力增加；而侧卧位时下侧鼻腔血流速度会比上侧更慢，位于下方的鼻孔的鼻黏膜充血更为严重，气流量变小也就更加明显，因此往往更容易发现鼻腔的这种"轮流工作"状态的存在。加重了"一个鼻孔出气"体会。

2. **上气道为什么不是一个坚硬的通道，这样不是更加容易保持通畅吗**

上气道的通畅对人体的呼吸功能有着重要且不可替代的作用。当我们需要呼吸时，身体会协调鼻翼的扩张、鼻腔与咽腔的扩张和

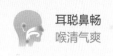
声门开放，许多的肌肉协同参与气道的绷紧和扩张，帮助气道变得通畅、有张力。

但是，人类的咽腔还需要完成许多其他的生理功能：比如说话时，咽部的肌肉要灵活地协调咽腔"摆出"合适的姿势动作来维持声音的"共鸣"；吞咽时，需要咽部的肌肉来轮流推挤食团向下运动。这时候一个"坚硬"的通道就无法完成这么多灵活的任务了。

误区解读

上气道阻力越低，身体越健康，因此鼻子的阻力越低越好

鼻阻力也就是鼻内或者鼻瓣区产生的阻力。在呼吸道产生的阻力中，鼻阻力占到 40%～50%。鼻阻力对呼吸过程中气体顺利交换起到很关键的作用，由于鼻阻力的存在，吸入气体更容易在肺内停留，胸腔气压更易维持平衡，所以人体的正常呼吸离不开鼻阻力的助力。

鼻炎、鼻塞是不是需要手术

小明今年 35 岁，他总是觉得鼻腔通气不够用，特别是晚上睡觉的时候症状会更加严重，有时候竟然会被憋醒。他总觉得自己的鼻子像被水泥糊住了一样。

1. 所有的鼻疾病都会导致鼻塞吗

老百姓常说：鼻子要来就是出气儿的。鼻塞是所有鼻部病变表现最明显的症状之一，多数时候也是最早出现的鼻部症状。我们常见的鼻炎、鼻窦炎、鼻息肉都会导致鼻塞。但由于发病部位的差异，出现的症状也稍有差异。

鼻腔通气功能的实现约 80% 和总鼻道有关，也就是下鼻甲和鼻中隔之间的区域，而鼻阈区是鼻腔最狭窄处也是最容易产生鼻塞处，该区域由鼻中隔前端和下鼻甲头端及其表面的黏膜共同组成。而中鼻道只占通气功能的 10% ~ 15%，上鼻道更少，约 5%。因此产生鼻塞的部位大多和总鼻道特别是鼻阈区域有关。鼻腔的这种特性也决定了鼻炎、鼻窦炎和鼻息肉都可以产生鼻塞症状，但是严重程度和出现该症状的时间顺序不同。

2. 什么疾病会导致鼻塞

鼻炎患者多数存在鼻中隔和下鼻甲的问题，所以鼻塞往往是最明显的症状，多数表现为单侧或双侧持续性的鼻塞，特别是夜间平卧位时症状更明显；过敏性鼻炎的患者在发作时鼻塞往往也很明显，主要是因为下鼻甲的充血水肿，大大降低了总鼻道的通气量。

而鼻窦炎、鼻息肉患者，因为病变主要位于中鼻道，所以其早期出现鼻塞症状的时间相对较轻微，一般会出现在黏脓涕、头痛等症状之后，待中鼻道的病变累及了总鼻道之后才会有明显的鼻塞。如果鼻窦炎、鼻息肉患者合并有明显的鼻中隔偏曲，或者合并了鼻炎，那么会有鼻塞伴脓涕、头痛等症状的联合表现。

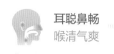
此外，鼻腔肿瘤也可以导致鼻塞，同时可能存在鼻出血、头痛等症状。这种情况下，一定要及时就医。

3. 鼻窦炎和鼻息肉是一回事儿吗

慢性鼻窦炎分为伴鼻息肉的鼻窦炎和不伴鼻息肉的鼻窦炎。鼻息肉是慢性鼻窦炎的一个亚型。我国慢性鼻窦炎患病率为 8%，其中伴鼻息肉的鼻窦炎占 1/3。鼻腔、鼻窦黏膜在脓涕的长期炎症刺激下，水肿增生组织重塑，形成荔枝样半透明鼻息肉。当鼻息肉生长于嗅裂区域，可引起嗅觉障碍。鼻息肉堵塞鼻窦的引流通道，会进一步加重鼻窦炎。

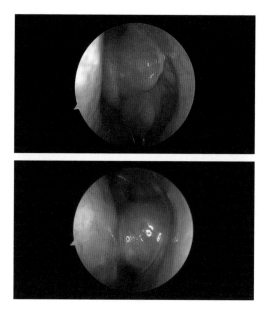

鼻息肉示意图

4. 不同年龄的鼻塞大多是什么原因

（1）儿童：一般需要考虑鼻炎、过敏性鼻炎或腺样体肥大等；先天性疾病，比如先天性后鼻孔闭锁、脑膜脑膨出等仅在极少数情况下出现。单侧持续性、进行性加重的鼻塞，特别是伴有出血及颅颌面区域不适的情况，须警惕肿瘤的可能。

（2）青少年：如果在青年期也表现为鼻塞，需要回顾患儿的病史。如果儿童期也出现了鼻塞，则青年期鼻塞可能是儿童期鼻塞的延续，比如合并了鼻中隔偏曲、持续的过敏性鼻炎等。有一个特殊时期，就是十七八岁的"叛逆期"，这个时期人精力旺盛，鼻甲充血明显，分泌物偏多，部分正常人也会有少许的鼻塞症状，如果不影响生活质量可以不予干预。

（3）中老年：此时期的鼻塞除了要考虑早期的病史外，还应考虑患者的体重变化与鼻塞症状之间的关系。当然，这个时期也是鼻窦炎、鼻息肉及鼻腔肿瘤发病的上升期，此时要重视定期复诊的重要性。

5. 什么时候鼻塞需要看医生

鼻塞是否需要看医生？主要看是否影响了您或您家人的生活质量，或者是否有一些特殊原因引起了鼻塞的表现。出现以下情况时，建议您及时就医：①鼻塞影响了生活质量；②鼻塞伴有头痛、脓涕等症状；③单侧进行性鼻塞，特别是合并涕中带血的症状时；④打呼噜患者合并鼻塞且拟佩戴呼吸机治疗时。⑤鼻塞合并有头痛、眼眶不适时；⑥平时合并有鼻塞症状，备孕时，最好提前咨询一下医生孕期鼻塞的管理。

6. 药物治疗和手术治疗，我该如何选

首先要明确的是，药物治疗和手术治疗都是治疗手段，其主要目的都是缓解症状，提高生活质量或者治愈疾病。当面临不同的疾病时，两种治疗方案的干预周期、耐受程度及治疗效果都会有所差

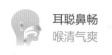

异。患者应根据自己的发病特点及治疗目的，结合医生的建议，选择合适的治疗方法。

一般来说，对于结构改变导致的鼻塞，如鼻中隔偏曲、结构性鼻窦炎等，偏向于选择手术治疗；而对于炎症性病变，如过敏性鼻炎、嗜酸粒细胞增多性鼻炎、鼻窦炎等，药物治疗也可以取得不错的疗效。但是，大多数情况下，两者有机结合才能取得最佳效果。

 知识扩展

1. 医生如何判断鼻塞

严格来说，鼻塞是一种主观症状。但是可以通过主观及客观方法进行判断。

医生判断鼻塞的最重要方法应该是患者鼻塞发病的特点。比如在开篇的病例中，小明的鼻塞如果表现为双侧鼻塞而单侧为重，在睡眠时加重，则其可能和鼻腔结构异常有关；如果其发作有明显的季节性，总是在打喷嚏、流涕后鼻塞加重，则其和过敏性鼻炎的关系更为密切。如果其鼻塞和情绪变化有关，而他最近确实是精神时而抑郁或时而暴躁，总是抱怨鼻子不舒服，则需要警惕精神心理问题投射于鼻部的表现。

辅助检查可以就患者的异常体征提供更为直观的信息，比如：鼻内镜检查可以直观地显示患者是否存在导致鼻塞症状的病变，如鼻中隔偏曲、鼻甲肥大（泡状鼻甲）、鼻息肉、后鼻孔畸形或腺样体肥大等。有时候，患者仅表现为黏膜的水肿充血，其也是鼻塞的体征之一。

在必要时，可进行鼻窦 CT 检查。适时的鼻窦 CT 检查可以提示是否合并有鼻窦病变。鼻声反射及鼻阻力检查有时也应用于临床，为客观评估鼻塞症状提供了方法支持。

2. 做完鼻塞相关的手术，会得空鼻症吗

做了鼻子手术，会得空鼻症吗？这是很多患者都有的疑问，也是门诊患者常常提及的问题。既往研究显示，约 5% 的鼻炎患者合并有焦虑或抑郁的表现。而恰恰是这些患者，最有可能在术后经历"空鼻症"。所以在问有否空鼻症这个问题时，我们应该先问一问自己是否有焦虑、抑郁倾向；如果有，则应首先就诊于心理门诊，完成心理测试，评估后进行必要的干预，再据情况就诊于耳鼻咽喉门诊，与医生沟通后选择药物或手术干预。

3. 鼻息肉手术后，会很容易复发吗

复发是很多手术患者最关心的话题。不可否认，有些患者确实容易复发，比如嗜酸性粒细胞增多性鼻息肉（包括阿司匹林三联症及变应性真菌性鼻窦炎）患者，由于其体内嗜酸性粒细胞增生及活化异常，往往导致筛区鼻黏膜息肉复发。有研究显示，只要随访时间足够长，此类绝大多数患者都会复发。但即便如此，此类患者在术后，鼻塞及相关症状仍然能获得较长时间的缓解，也会使前期合并的疾病（如哮喘等）通过手术获益。

与之相对，大多数的其他类型的鼻炎、鼻窦炎、鼻息肉患者，在鼻内镜术后不容易复发。在内镜手术改善鼻腔通气引流之后，患者生活质量获得提升。

4. 为什么进行鼻冲洗

首先，鼻腔冲洗可以洗掉鼻腔内的粉尘颗粒、空气污染物、细

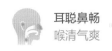

菌和病毒等刺激物、微生物，减少鼻腔鼻窦发炎的诱因。其次，鼻冲洗能够稀释已经生成的鼻涕，促进鼻黏膜纤毛摆动，加速鼻涕排出鼻腔。最后，鼻冲洗带走了一部分引起炎症的化学物质，减轻黏膜的红肿，生成的鼻涕进一步减少。因此，鼻冲洗有助于缓解炎症引起的鼻塞。

5. 鼻冲洗有哪些注意事项

冲洗过程中保持头低位，张口自然呼吸，张口呼吸时软腭上抬封闭后鼻孔，冲洗液就不易进入口腔，也不容易呛水了。如果冲洗的过程中出现了呛咳，应立即停止冲洗，待缓解后可再进行冲洗。

由于鼻后部通过咽鼓管与中耳相通，在某些情况下，气体及液体可以通过咽鼓管进入中耳，引起耳痛或者耳闷。所以在冲洗的过程中，保持头低位，不要侧头，不要说话，不要用鼻吸气，不做吞咽动作，避免咽鼓管口在冲洗的时候开放，这样冲洗液就不容易进入耳内了。

 误区解读

1. 鼻喷激素类药物可以有效缓解鼻塞，能长期使用

所有宣称可以迅速缓解鼻塞的药物，绝大部分是鼻黏膜减充血剂。这类药品起效快、效果好，能快速获取患者的信任而成为口袋常备药，堵时喷一喷，快速又畅通。但是渐渐地发现，鼻塞发作越来越频繁，药物持续时间越来越短，症状越来越重。我们称这种药品的使用为"饮鸩止渴"。

此类药物的使用应遵循"尽量少用，连用不超 1 周"的原则，

在有其他种类替代药品时，尽早摆脱此类药物的使用。此类药物能引起鼻黏膜下血管及纤维组织增生，从而造成下鼻甲肥大；在生理状态下，这种鼻黏膜的血管化和纤维化功能发生了改变，生理状态下很难逆转，从而导致鼻塞越来越重，药效越来越短，不得不再次看医生，寻求其他解决方法。

2. 鼻子手术完毕就不需要定期复查了

对于鼻炎及鼻窦炎，应该要建立慢性病管理的理念；特别是在一些鼻窦炎、鼻息肉患者的管理中，更应该体现慢性病管理的概念。"鼻子手术完了就不需要定期复查了"是一个完全错误的观念。

鼻子手术只是治疗体系的一部分。完成鼻子手术后，在接下来的至少3个月内（黏膜上皮化时间），患者应按照医生的要求定期完成复诊。良好的术后依从性是保证术后恢复得好、恢复得快、不易复发、不易出现并发症的最重要方法。

鼻中隔偏曲需要治疗吗

李小壮36岁，在一家互联网公司上班。公司每年都会组织职工进行健康体检，一年一度的体检马上又要开始了。在这么多年的常规健康体检中，有一个问题让他十分困惑：有的体检报告说有鼻中隔偏曲，而有的体检报告却并未提及此事。小壮非常疑惑自己到底有没有鼻中隔偏曲，到底需不需要治疗。

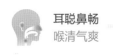

 小课堂

1.　什么是鼻中隔

顾名思义，鼻中隔就是两侧鼻腔中间的分隔。鼻中隔由软骨部和骨部构成，表面被覆鼻黏膜。由于鼻中隔的存在，把鼻腔分为左右两侧。

2.　"鼻中隔偏了"就是鼻中隔偏曲吗

不是所有人的鼻中隔都处于完全正中位置。如果鼻中隔偏离正常位置，但是没有任何症状和功能障碍，可以称为"生理性鼻中隔偏曲"。凡是鼻中隔的上下或前后径偏离正中矢状面，向一侧或两侧偏曲，或者形成突起，同时引起鼻腔功能障碍者，才称为"鼻中隔偏曲"或"病理性鼻中隔偏曲"。

3.　鼻中隔偏曲何时需要治疗

如上所述如果单纯是"生理性鼻中隔偏曲"，而没有出现任何临床症状和功能障碍，大多不需要手术矫正。如果由于鼻中隔偏曲出现了功能障碍，则可以考虑手术矫正鼻中隔。这些功能障碍常常包括鼻塞、反射性头疼、鼻出血等。

 知识扩展

1.　为什么会出现鼻中隔偏曲

造成鼻中隔偏曲的原因比较多，常见的原因包括鼻腔局部发育不平衡、外伤、肿物压迫等。鼻腔局部发育不平衡是最主要的原因。从骨的生长发育角度来看，颅骨完成发育较早，而鼻中隔软骨发育完成较晚，同时鼻中隔本身各部分生长也存在不平衡，这种发育的不平衡所形成的张力即可造成鼻中隔不同位置和不同程度的偏曲。鼻部外伤也是鼻中隔偏曲的常见原因。外伤程度不同鼻中隔偏曲的程度也不一样，重者可发生鼻中隔骨折和脱位，如果鼻中隔软骨段发生偏斜并偏向一侧则可形成歪鼻。

2. 鼻中隔偏曲对健康有什么影响

鼻中隔偏曲不仅影响偏曲侧鼻腔的通气，还能影响对侧鼻腔的生理功能和鼻窦正常引流。以鼻中隔偏曲及其继发的结构异常为代表的鼻腔阻塞，在上气道阻塞性疾病中（如睡眠时打呼噜）发挥源头性作用。另外，鼻中隔偏曲凸出侧局部黏膜张力较大，且黏膜较薄，加之鼻中隔软组织血供丰富，比较容易出血。除此之外，如果鼻中隔偏曲部位压迫下鼻甲或中鼻甲，还可能引起同侧反射性头痛。

3. "鼻梁偏了"就是鼻中隔偏曲吗

"鼻梁偏了"不等同于鼻中隔偏曲，但是两者常常可以同时发生。鼻中隔偏曲患者可以出现外鼻畸形，如歪鼻、前鼻孔狭小等。我们所看到的"鼻梁"，包括骨性鼻锥和软骨性鼻锥，相当于房子的房梁，而鼻中隔相当于房梁的支柱，因此两者联系紧密，常常同时出现偏斜，当然也可以单独出现。因此在关注鼻中隔偏曲时，也要注意有无外鼻的畸形。

4. 打篮球时鼻子被别人肘部碰歪了怎么办

在运动时（比如打篮球、踢足球等），鼻部被不慎碰撞后发现鼻子歪了，往往要警惕鼻骨骨折和鼻中隔骨折的发生，需要到耳鼻咽喉科就诊，明确有无骨折，还是单纯的软组织损伤。如果是单纯

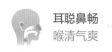
的软组织损伤，以局部理疗为主（伤后 24～48 小时内冷敷为主，48 小时后热敷为主），可以配合活血化瘀药物，等待软组织创伤逐步恢复。如果发生骨折，可以根据骨折移位和成角情况，由专业医生来判断是否需要手术治疗。一般情况下，如果鼻骨骨折需要手术治疗，大多数是在伤后 7～10 天内手术，一般不超过伤后 2 周，否则可能影响手术效果。如果由于各种原因未能及时手术，也可以二期在整形科行鼻整形手术。如果合并鼻中隔骨折偏曲，可以根据偏曲的情况在鼻骨复位术的同时将鼻中隔复位，也可择期再行鼻中隔矫正手术。

误区解读

鼻中隔偏曲都需要手术治疗

首先，需要明确的是，不是所有的鼻中隔偏曲都需要手术治疗。对于"生理性鼻中隔偏曲"往往采取随诊观察的处理方式。其次，如果鼻中隔偏曲影响生理功能，出现临床症状时可考虑手术治疗，比如出现鼻塞、反射性头痛、鼻出血等情况时。需要指出的是，随着对鼻腔阻塞在上气道阻塞性疾病源头性作用理解的深入，包括鼻中隔矫正术在内的"鼻腔扩容手术"在治疗睡眠打呼噜中发挥着越来越重要的作用。

隐秘的角落——鼻咽部

46 岁的阿云这几个月总是觉得右耳有点"进水"的感觉，有时候还有头晕，右半边脑袋都不舒服，阿云想：难道是更年期提前到了？一晃 4 个月过去了，耳朵闷闷的感觉还是一直存在，丈夫带阿云来医院检查，医生说：耳闷是因为耳内部积水了，可能是有一根"下水道"堵住了，要检查鼻咽部。阿云半信半疑接受了电子鼻咽镜检查，医生发现阿云的鼻咽部有粗糙的新生物，可能是鼻咽癌，需要尽快活检确定新生物的性质。

隐秘的角落
——隐藏最深的
鼻咽癌

 小课堂 • • • • • • • • • • • •

1. 为什么耳朵"积水"要检查鼻咽部

我们的耳分为外耳、中耳、内耳三部分。外耳像一条长长的"走廊"，鼓膜是一堵"墙"，"墙"的内部是一间"房间"，我们称之为中耳，中耳有一根长长的"下水道"（医学上称之为咽鼓管），一端在中耳，另一端通往鼻腔后方的鼻咽部。中耳每天会生成一定量的液体，就和我们平时出汗一样。这些液体都会通过这个下水道排到鼻咽部。当这根下水道堵住之后，中耳就会产生积水，导致耳闷感，甚至听力下降。因此耳闷、中耳积液的时候，需要检查鼻腔及鼻咽部，看看"下水道"的开口出了哪些问题。

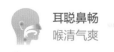
2. 鼻咽癌有哪些症状

鼻咽癌的发病部位在鼻咽部，即咽腔最靠近鼻腔后方的气道"转弯"处，因其部位隐匿，发病初期症状不典型，经常会被忽视，很多患者会因为颈部淋巴结肿大为首要症状就诊。其实这些肿大的淋巴结就是鼻咽癌转移的淋巴结。因此鼻咽癌患者发现颈部淋巴结肿大时往往已经是晚期。鼻咽癌的早期症状有耳闷、耳鸣、回吸涕中带血，部分患者会有头痛，晚期症状有颈部淋巴结肿大、头痛、面部麻木、复视等。因此，发现颈部肿块或者有耳闷、鼻涕带血丝、回吸涕中带血等症状时，需要及时就诊。

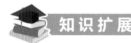

知识扩展

1. 体检发现 EB 病毒阳性，是不是得了鼻咽癌

EB 病毒又叫"亲吻病毒"，主要通过飞沫传播，是人们通过呼吸道可能会接触的病毒之一。研究表明，EB 病毒感染有导致鼻咽部癌变的风险，因此 EB 病毒抗体特别是 VCA-IgA 的升高和鼻咽癌有一定相关性，随着医学的进步，EB 病毒检测越来越多地被加入到体检筛查指标中。

EB 病毒阳性提示既往有感染或新近感染，并不意味着一定是鼻咽癌，而是需要进一步检测 EB 病毒抗体、EB 病毒 DNA 等一系列指标，同时需要进行电子鼻咽镜检查看鼻咽部有没有新生物，如果有鼻咽癌家族史、来自鼻咽癌高发地区（如广东）、喜食腌制食物（如咸鱼）等，还建议加做鼻咽部 MRI 等检查进一步评估。

2. 鼻咽癌怎么治疗呢

鼻咽癌的治疗根据病情的严重程度决定。鼻咽癌的大部分病理类型对于放射治疗很敏感，早期可单纯放疗治疗，有远处转移的晚期患者可考虑以放疗为主的综合治疗。

鼻出血要如何自救

冬天供暖来临之后，或者春天天气转暖，鼻出血的人就多了起来，经常会有人早晨洗了个脸，鼻子就出血了，血流了一洗脸池，太可怕了。

 小课堂

1. 鼻出血是怎么回事

鼻出血，又称鼻衄（nù），是由于生理因素、外伤或疾病等引起的鼻腔毛细血管破裂，导致的出血症状，是耳鼻咽喉常见的急症之一。鼻出血可以由鼻部疾病引起，也可由全身疾病引起。多数是单侧，少数情况是双侧。出血量有的仅仅是涕中带血，有的血流如注。严重时反复出血，甚至造成贫血。

2. 鼻出血了怎么办

通常局部压迫可以起到非常有效的作用，同时可以冰敷额头或者出血侧的颈部。如果反复出血，血流不止，甚至出现晕厥，应及时到急诊就诊，避免失血过多危及生命。

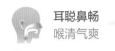
3. 如何正确地局部压迫止血

取坐位，头略前倾，使用拇指和食指捏紧出血侧鼻翼或者双侧鼻翼 10～15 分钟。这种方法适用于鼻腔前部的出血，也是鼻出血最常见的类型。

4. 止血之后家人如何照护

清淡、易消化饮食，比如面条、馒头、面汤、粥等，但不宜过热；多吃新鲜蔬菜、水果，如芹菜、菠菜、苹果等，在补充微量元素和维生素的同时，膳食纤维还可以避免大便干结，利于排便；勿挖鼻孔，如果鼻腔干燥可以使用滋润鼻腔的油性药物滴鼻等；避免泡热水澡、泡脚等扩张血管的行为，避免提重物、干重活等可能导致血管压力升高的因素。

5. 如何预防鼻出血

（1）保持空气湿度，避免空气干燥。

（2）幼儿注意修剪指甲，忌挖鼻，同时避免给婴幼儿尖锐物或者其他异物，减少鼻腔异物的发生。

（3）控制基础疾病，如高血压等，避免情绪波动引起的血压变化。

（4）如果有口服阿司匹林等药物，咨询相应科室医生是否可以调整用药。

 知识扩展

1. 鼻出血常见的病因

（1）局部因素：鼻外伤、干燥性鼻炎、鼻腔异物、鼻中隔偏曲、肿瘤等，如鼻咽纤维血管瘤、鼻咽癌。

（2）全身因素：出血及凝血异常性血液病、心血管疾病、遗传病等，如白血病、遗传性毛细血管扩张症。

2. 鼻出血常见的部位

鼻出血最常见于利特尔区（Little area），又称为黎氏区、利氏区，由鼻中隔前下部的黏膜下交互吻合的动脉丛形成。

3. 鼻出血的止血方式

（1）前鼻孔填塞术：与家庭常用的棉球填塞鼻腔方法类似，是急诊最常采用的方法，只不过是在相应器械或者内镜辅助下完成，可以更精准地填塞到相应出血的部位，而填塞的材料也从棉球改为凡士林纱条。

（2）后鼻孔填塞术：对于鼻腔后部的出血，在前鼻孔填塞效果不满意，仍然无法止血的情况下，会采取后鼻孔填塞，过程中会将一个后鼻孔栓子拉紧在后鼻孔，局部压迫止血，然后再完成前鼻孔填塞。

（3）鼻内镜下止血术：对于存在明显的血管断端的出血部位，可以采用鼻内镜辅助下电凝或者射频止血等方式，对血管断端或者血管扩张部位进行处理，达到止血的目的。

4. 哪些鼻出血需要提高警惕

（1）单侧长期涕中血丝或回吸涕中带血，或者伴有同侧耳闷，或者反复发作分泌性中耳炎、头痛等情况，建议及时就诊除外肿瘤等情况。

（2）前期曾有头部外伤史，后反复鼻出血，此类疾病须警惕外伤导致动脉瘤的可能，严重出血可能危及生命。

（3）全身其他部位也出现出血，建议完善血常规、凝血功能

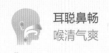
等检查，除外血液病等情况。

误区解读

1. **仰头可以止血**

   该说法不正确。仰头只是血不从鼻腔流出，但仍会流向口腔，引起呛咳或者随吞咽进入消化道，而咽下大量血液会造成呕吐。

2. **用力擤鼻血就可以止血**

   该说法不正确。用力擤不仅不利于止血，还可能导致局部凝结的血痂脱落，导致再次出血。

突发憋气的原因和自救方法

小明今年 3 岁，有一次吃花生的时候哥哥逗他，在大笑一声之后，突然咳嗽得厉害，缓解后便出现反复咳嗽、发热等症状，每次按照"支气管肺炎"，输注抗感染、化痰药物后症状缓解，但仍迁延不愈。后来检查肺 CT，居然发现了"支气管异物"，医生说花生卡在气管里了，最终做了全麻手术，将异物取出才痊愈。

小课堂

1. **气管、支气管异物是怎么产生的**

   气管是一条将空气从喉部"运送"到支气管的管道。支气管则是气管的分支，能够将空气输送到肺部的各个部位。肺内能够进行氧气和二氧化碳的交换。如果气管或支气管内误入了固体物质，不管是误吸还是从其他的腔道落入气管、支气管，就会导致异物的发生。

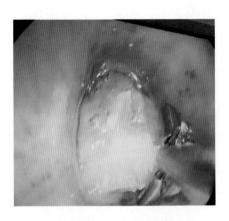

支气管异物的支气管镜检查图

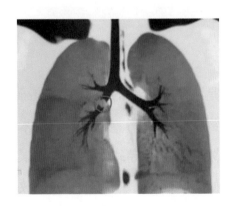

气管、支气管三维重建 CT 检查明确异物

2. 哪些人群容易发生气管、支气管异物

气管、支气管异物常发生于儿童（1～5岁多见）和老年人及昏迷患者，偶见于健康成年人。这是因为小儿磨牙尚未发育，咀嚼功能不完善，咽喉反射功能不健全，不易将花生、瓜子等食物嚼

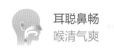
碎；儿童对口含异物的危害无意识，喜欢将笔帽等置于口中玩耍，在哭闹、跌倒时，易将异物误吸入呼吸道内。而昏迷患者及老年人，由于吞咽功能不全，咽反射减弱，易将口咽部异物（如义齿等）等误吸入呼吸道内。

3. 气管、支气管异物危险吗

极其危险！如果完全阻塞呼吸道，呼吸系统就不能完成氧气吸入和二氧化碳排出；严重呼吸通道的阻塞，还可引起循环系统的功能障碍。因此，患者可出现剧烈咳嗽、喘鸣，甚至呼吸困难，严重者还会出现窒息而死亡。部分异物可引起坠积性肺炎，导致肺部感染，引起高热、咳嗽、咳痰等。

 知识扩展 ////

1. 如何预防气管、支气管异物的发生

幼小儿童尤其是刚学会走路的两岁左右孩子，因会厌软骨功能尚不健全，气管异物发生率较高。若给其花生米、黄豆等食物，小孩口中含物说话、哭笑等，会导致吞咽时食物误入气管，造成气管异物。一些幼儿因好奇，将钱币、纽扣等异物放在嘴里，不慎摔倒而致气管异物。避免给 2 岁以下的儿童吃整粒的花生、瓜子、豆类等食物，避免儿童接触可放入口、鼻内的小玩具。另外，不论是孩子还是成人，在吃饭时都应该避免看视频、讲话、说笑或狼吞虎咽等。教育儿童不要口含食物或玩具玩耍；能放入口中的细小物件和零食，不要放置在小孩能拿取到的区域。成人应避免口含异物作业。加强对昏迷及全麻患者的护理，防止呕吐物误吸入下呼吸道，

活动的假牙应及时取出。

2. 如何判断"气管异物"和"支气管异物"

异物吸入史是最重要的诊断依据，如：儿童口含异物，哭、笑、嬉戏过程中突然发生剧烈的呛咳，此后出现反复阵发性咳嗽、喘憋等症状。若有可疑的异物吸入史，且咳喘久治不愈，或伴有反复发生的发热、支气管肺炎等，应考虑气管异物、支气管异物的可能。

3. 什么情况下异物卡喉会引起窒息，发生窒息该怎么办

当婴儿出现急性呼吸道异物阻塞窒息时，应立即采取海姆立克急救法进行现场急救，施救者一只手托住宝宝，使宝宝翻转背部朝上，保持头低足高的位置。另一只手用手掌根部在双侧肩胛骨下缘连线的中点处快速叩击五次，直至异物咳出。如仍未咳出，将宝宝翻转，在两乳头连线的中点，以食指和中指再次快速按压五次。重复以上动作，直至异物咳出。

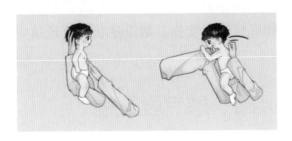

海姆立克急救法

 误区解读

1. 孩子吃东西突发呛咳，只要没有呼吸困难就应该没事的

儿童的气道狭窄、自主咳嗽能力差，保护反射发育不完全，容

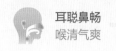
易发生异物吸入气管。且在异物引起炎症反应和症状前，可以有一段"安静期"，似乎症状并不明显。

家长在发现儿童误吸异物时，应第一时间将其送到医院就诊，而不应该抱有侥幸心理、观望态度而延误治疗，否则后果严重，甚至危及生命。

2. 气管、支气管异物拍拍背就能咳出来

异物存留于支气管内，阻塞程度不同，症状不同。有时异物可发生活动、变位，由一侧支气管咳出进入总气管或另一侧支气管而造成症状的改变。尤其是当异物嵌顿在一侧主支气管时，患者出现单侧阻塞症状，而另外一侧主支气管尚可代偿，呼吸困难的症状尚不严重。但患者在拍背后，或者在剧烈蹦跳运动后，异物的位置可能由一侧主支气管进入总气管内，可迅速引起呼吸困难甚至窒息，若不能在第一时间内对症处理或取出异物，则会危及生命。所以，当怀疑儿童呛咳异物之后，应让患儿保持平静状态休息，切勿剧烈运动，以免异物嵌顿位置变换，加重症状甚至危及生命。

睡眠时打呼噜、憋气要重视

张小胖今年35岁，睡觉打呼噜已经10余年了，结婚后体重增长了20斤，打呼噜也越发严重，血压也升高了。单位同事反映，小胖开会总是打瞌睡，现在当着组长的面也能睡着。小胖也很委屈，他不是故意的，就是忍不住犯困。

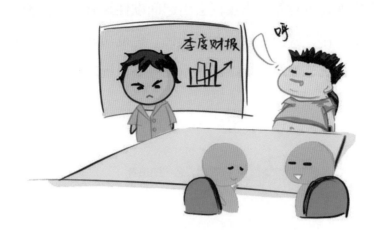

张小胖开会又睡着啦

 小课堂 • • • • • • • • • • • •

1. 打呼噜是怎么产生的

打呼噜是人在睡眠时气流冲击咽部软组织，引起振动而发出的响声。由于睡眠时肌肉处于放松状态，咽部的口径会略小于清醒状态下，如果口径小到一定的程度，气流就容易振动黏膜等组织发出声音。如果咽喉部呼吸道完全堵住了，气流无法通过，就出现了睡眠呼吸暂停。

2. 打呼噜影响健康吗

轻微均匀的呼噜或者偶尔由于睡眠姿势不好引起的呼噜对人体没有太大的妨碍。但是一旦患者咽喉部严重堵塞，呼吸道过于狭窄，气流没法通过，就出现了呼吸暂停，发生间歇性的气流交换障碍，反复呼吸停止时，危害就非常大了。

3. 为什么打呼噜、憋气影响健康

睡眠具有重要的生理意义，通过睡眠可以恢复体力和脑力。如

果睡眠中出现呼吸暂停，不仅仅会引起间歇性缺氧，还会影响患者正常的睡眠节律，就会导致注意、记忆、免疫功能受损，心血管系统、内分泌系统、神经系统、泌尿系统等多系统的损害，严重时甚至会引起猝死。

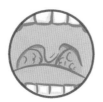

打呼噜、憋气的患者
咽部的组织十分拥挤
肥胖、鼻堵、下颌小
睡觉时气流通过受阻

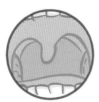

正常人
咽部通气道比较宽敞

打呼噜、憋气的患者和正常人咽部对比

4. 打呼噜、憋气的危害是怎么产生的

（1）憋气造成间歇缺氧：睡眠过程中反复发生气道阻塞、呼吸停止，血液中的氧饱和度降低，二氧化碳潴留增多。每次憋气可持续十余秒至数分钟，严重时可导致窒息猝死。

（2）血管损伤：反复间歇性缺氧导致心率增快、血压上升，交感神经兴奋，长期会继发多种脏器的功能损害，且高血压、冠心病、糖尿病、脑血栓的发病率和死亡率高于正常人群 2～8 倍。

（3）干扰睡眠：血氧饱和度过度降低，机体会启动"保护"机制唤醒大脑，扩张气道来解除阻塞，这种机制帮助我们避免血氧过低的危险，但同时也干扰了正常睡眠。

（4）日间功能下降：睡眠效率低下，会导致白天嗜睡，乏力，注意力不集中，记忆力减退，长此以往，可使患者发生抑郁、烦躁、易怒等性格改变。

（5）免疫、代谢和发育：①内分泌紊乱、性功能障碍、免疫力下降；②儿童呼吸系统、颌面发育障碍、矮小；③过大的胸腔负压和加重胃食管反流。

5. 怎么知道我的呼噜"不正常"

症状较轻的患者白天可以没有显著表现，但以下症状提示患有"不正常"的打呼噜——睡眠呼吸暂停综合征：①打呼噜，特别是不均匀的鼾声；②睡眠时有呼吸间断；③夜间憋醒或睡眠不安；④白天不能抑制的犯困、乏力；⑤晨起头痛、口干；⑥睡眠后不能解乏；⑦夜尿增多；⑧药物不易控制的高血压。

6. 如果怀疑得了睡眠呼吸暂停，应当怎么办

首先应当到具备睡眠呼吸监测条件的医院就诊，因为这种疾病与耳鼻咽喉科、呼吸内科、神经内科、口腔科、儿科、心血管内科等的症状和疾病都有联系，可以根据自己的主要症状与就诊医院的条件选择首诊临床科室，如果医生认为您需要进行睡眠呼吸监测，会给您安排相应的检查。通过睡眠时整夜记录多种生理信号，经过专业人员分析，可协助判断有无睡眠障碍及病因、严重程度等，是诊断许多睡眠疾病、指导治疗的检查"金标准"。成人和儿童都可以进行这种检查。

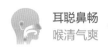
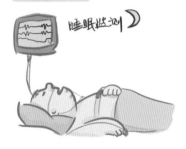

睡眠监测

知识扩展

1. 医生通过什么判断"睡眠呼吸暂停综合征"

　　睡眠呼吸监测是睡眠医学最基本的检查之一，设计原理是通过
各种电极将睡眠时人体产生的微弱生物电信号同步记录下来，比如
脑电图、呼吸气流、脉搏血氧饱和度、胸腹呼吸运动、心电图等，
再由专业软件和人工进行分析得出诊断结果。

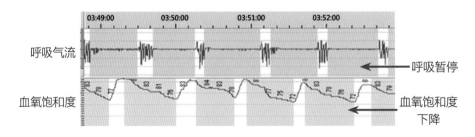

睡眠呼吸监测

注：睡眠呼吸监测观察到反复发生的呼吸暂停和血氧饱和度下降。

通过检查，可以得到睡眠质量和深度、睡眠紊乱的程度、呼吸暂停的性质，有无发生气道的阻塞、发生的频率、缺氧严重到什么程度，有无发生心律失常等，特别是每小时发生憋气的次数，帮助医生区分患者夜间觉醒、白天嗜睡的原因是呼吸暂停还是其他原因。对于诊断各类睡眠疾病都有极大的帮助。

根据临床要求，部分患者也可进行比较简便的便携式或穿戴式设备的睡眠呼吸监测。少数特殊睡眠疾病还要医生的进一步检查来确诊。

2. 阻塞性睡眠呼吸暂停要怎么治疗

由于每个患者的病因并不完全相同，治疗方法也是因人而异的。目前主要的治疗方法包括呼吸机治疗、外科手术、口腔矫治器等，同时养成良好的生活习惯，包括减肥、规律作息、戒烟戒酒等，这些是维持良好疗效的基础。

呼吸机治疗的应用范围较广，原理是通过输送一定的正向压力"撑住"咽腔周围的软组织，让这些松弛的软组织不塌陷，维持气道开放。该方法的优点是疗效好、风险小；缺点是睡眠时必须持续佩戴，如果睡眠时不佩戴就几乎没有疗效了。

外科手术通过去除拥挤的软组织，扩大咽腔，改善睡眠时通气功能。优点是治愈患者不必终身使用呼吸机，能获得接近生理睡眠的效果；缺点是适用人群有限。

3. 单凭减肥或药物可以治好睡眠呼吸暂停吗

肥胖是非常重要的病因之一。按医生建议采取生活习惯调整、药物或手术减肥，对改善睡眠呼吸暂停都是有益的。但如果除肥胖外还有其他病因参与了发病，单凭减肥是无法治愈的。

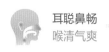

目前，除了特殊病因（如甲状腺功能减退等）引起的睡眠呼吸障碍外，还没有普遍适用的特效药物可以治愈这类疾病。

 误区解读

1. **智能手环能够监测睡眠，就不需要医生检查了**

许多电子产品现在具有监测睡眠质量的功能，对疾病的风险具有一定提示意义，但无法精确地判断睡眠节律及呼吸情况，只有具备医疗器械注册证的器械才具有临床诊断的效力。无论是打呼噜、憋气原因的鉴别，还是治疗策略的确定，都需要医生根据准确、具体的检查结果来做出判断。

2. **打呼噜只要自行购买并佩戴呼吸机治疗就可以了**

呼吸机并不适用于所有打呼噜患者，也存在禁忌证，因此自行选配呼吸机并不能保证安全。并且，呼吸机治疗能否成功，还取决于治疗模式、压力是否正确。错误的模式不仅达不到效果，还可能造成呼气受阻等危险。因此，治疗前必须进行相应的专业评估和咨询。

3. **睡眠呼吸暂停切除扁桃体就能治好**

扁桃体肥大是儿童睡眠呼吸暂停的重要病因之一，但成人的病因更加复杂，可能涉及鼻腔结构、咽腔多个平面结构的异常，还包括相关肌功能障碍、肥胖、呼吸调控紊乱等多种非结构病因。

由于并非所有的病因都能通过手术改善，所以需要做相应的上呼吸道检查来具体分析病因和评估手术风险，需要医生根据具体检查的结果来选择最合适的治疗方案。

小朋友张口呼吸会变"丑"

梓晨是个活泼可爱的小男生，小时候长得像洋娃娃，这几年妈妈倒是觉得宝贝儿子越长越丑了。前几天妈妈去接梓晨放学，幼儿园老师委婉地表示，梓晨有些"龅牙""凸嘴"，午睡时嘴巴是张着呼吸的，还会打呼噜，白天课堂上总没精神，有时候叫他也听不到，个子也比同龄小朋友要小，有些腺样体肥大的小朋友就是这样的，建议带小朋友去耳鼻咽喉科看一下。

 小课堂

1. 什么是腺样体肥大，有哪些表现

腺样体位于鼻咽部，即鼻腔的最后方、咽喉的最上方，又称增殖体，是咽淋巴环的组成部分，是人体抵御外界病原体的第一道防线。腺样体在 1 岁左右开始发育，5 ~ 10 岁达到高峰，10 岁之后开始萎缩，在这期间如果腺样体过度增生，影响鼻腔通气，就被称为腺样体肥大。

腺样体位于鼻咽部这一"交通要塞"，一旦阻塞可能会引起鼻腔、耳部、口咽等多个邻近部位的症状。阻塞咽鼓管会引起分泌性中耳炎，导致听力下降；阻塞鼻腔会引起鼻塞、张口呼吸，进而导致龅牙、凸嘴、面部发育障碍等；且因呼吸道阻塞引起打

小朋友生长发育的绊脚石——腺样体肥大

149

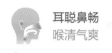
呼噜、慢性缺氧状态，进而导致生长发育滞后。

2. 什么是扁桃体肥大

扁桃体和腺样体都属于咽淋巴环的组成部分，共同构成人体抵御外界病原体的第一道防线。我们在呼吸、吞咽的时候会接触很多病原体，扁桃体会接触和识别这些病原体，帮助机体完善自身免疫系统。如果扁桃体反复发炎，最终肥大影响呼吸或吞咽，即称为慢性扁桃体炎、扁桃体肥大。

3. 张口呼吸有什么危害

腺样体肥大会阻碍鼻腔通气，扁桃体肥大会阻碍口咽部通气，其中任何一环受阻都会导致打呼噜、慢性缺氧等表现。儿童会通过张口呼吸来获取更多的通气，时间久了，会导致"龅牙"（上切牙突出）、"凸嘴"（上唇翘起）、牙列不齐、硬腭高拱等表现，称之为"腺样体面容"，家长会觉得小朋友"没有以前好看了"。同时，慢性缺氧还会影响小朋友的生长发育，导致小朋友生长发育较同龄人缓慢，白天注意力不集中、反应差等。腺样体肥大还有可能会诱发分泌性中耳炎，出现听力下降，与他人对话时反应变差。腺样体肥大还可能会诱发鼻窦炎，会出现反复鼻塞、流脓涕、嗅觉减退，甚至头痛等症状。

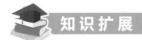
知识扩展

小朋友切除扁桃体或腺样体，会不会导致免疫力变差

总体而言，不会。扁桃体和腺样体在儿童生长发育的过程中，发挥免疫器官的重要作用。一般认为 3～4 岁以后，儿童免疫系统

发育较为完善，切除扁桃体和腺样体不会有远期免疫功能减退的影响。在术后 3 个月内可能会有一过性的免疫力下降，但如果儿童在年龄较小的时候已经出现严重的张口呼吸，慢性扁桃体炎反复发作，分泌性中耳炎和鼻窦炎迁延不愈等，也可以尽早切除，避免影响生长发育。

答案：1. E　2. D　3. ×

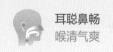
健康知识小擂台

单选题：

1. 鼻咽癌的相关危险因素有（　　）

   A. EB 病毒感染　　　　　　B. 鼻咽癌家族史

   C. 广东地区　　　　　　　　D. 喜食咸鱼

   E. 以上都是

2. 腺样体开始萎缩发生在（　　）

   A. 1 岁　　　　B. 3 岁　　　　C. 5 岁　　　　D. 10 岁

判断题：

3. 对一些细小的支气管异物，只要患者没有症状就不用
   管它，可以观察。（　　）

怎样才能呼吸通
畅，鼻清气爽自
测题

（答案见上页）

神奇的
嗅觉

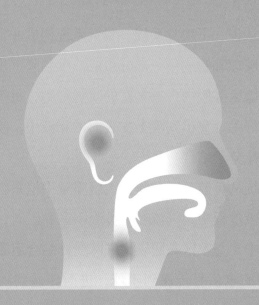

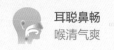
鼻子是怎么感知气味的

人类通过多种途径感知这个丰富多彩的世界，除了大家熟知的视觉、听觉、触觉外，嗅觉也是重要的基本感觉之一。与视觉、听觉相比，嗅觉看似无关紧要，其实意义深远，嗅觉不仅能够帮助我们享受沁人心脾的芳香、诱人的食物，还能够帮助我们识别周围环境中的危险，保护自身安全。一些职业，如厨师、调酒师、消防员等，对于嗅觉的要求更高。近些年来，研究还发现嗅觉功能异常与帕金森综合征、阿尔茨海默病及孤独症等脑部疾病密切相关。

 小课堂

1. 我们的嗅觉是如何产生的呢

首先让我们认识一下嗅觉系统。嗅觉系统构成非常复杂，主要由嗅黏膜上皮、嗅球和嗅皮质三部分组成。嗅黏膜上皮位于双侧鼻腔顶部的嗅区，嗅区黏膜内含有丰富的嗅觉细胞，每个嗅觉细胞的顶端伸出数根嗅纤毛，突出到嗅上皮表面的黏液中，嗅纤毛有嗅觉受体，能够与气味分子结合。

整个嗅觉系统从鼻腔嗅区黏膜到大脑嗅觉中枢系统，形成一条完整通路。在呼吸过程中，气流经过鼻腔嗅区黏膜时，气味分子溶解在表面的黏液中，与嗅区黏膜表面气味受体结合后激活嗅觉感受细胞，神经冲动的电信号传递到嗅球，进而传递到高位的大脑皮层，大脑对信息进行分析处理就产生了嗅觉。

2. 嗅觉障碍是怎么导致的

嗅觉传导通路中任何一个环节的中断，都会导致嗅觉障碍。例如，新型冠状病毒感染后导致嗅觉下降的原因有两种，一是病毒感染导致鼻腔黏膜高度肿胀，嗅区被阻塞封闭，气味分子无法到达嗅区，气味也就无法被感知；二是病毒直接攻击鼻腔黏膜，导致嗅觉神经传导通路的炎症，进而造成功能障碍。

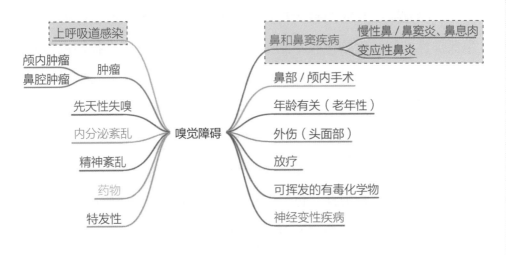

嗅觉障碍的病因

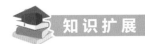 **知识扩展**

1. 我们是怎样分辨气味的

科学家们发现嗅纤毛上的受体由一个超大的基因家族编码，嗅觉细胞表面分布有数百种气味受体，绝大多数受体可以与多种气味分子结合，同一种类的气味分子又可以和许多不同的受体结合。这

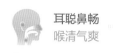
种"多对多"的嗅觉受体组合模式，实现了少量受体对更高量级气味分子的编码感知。2004 年诺贝尔生理学或医学奖颁给了嗅觉受体家族基因研究领域的科学家。不同气味会激活若干种气味受体，产生的神经兴奋沿神经系统传递至嗅球，形成独特的气味感知。不同气味诱发不同的神经兴奋，因此人类能够分辨出很多种不同的气味。当然，自然界的一些动物如犬类、灰熊、鲨鱼等拥有强大的嗅觉系统，能够分辨更多的气味种类和具备更高的嗅觉灵敏度。

2. 为什么气味在闻到一段时间之后，反而"闻不到"了

当嗅觉系统长时间接受特定气味刺激时，其灵敏度会降低，产生保护性抑制，大脑接收不到嗅觉系统传递的信息后，我们也就闻不到气味了，这样可以避免神经细胞进一步耗损，这大致就对应于生活中所说的"入芝兰之室，久而不闻其香；入鲍鱼之肆，久而不闻其臭"的现象。

3. 享受美食主要是依靠嗅觉还是味觉呢

我们经常称赞美食"色""香""味"俱全，这种视觉、嗅觉、味觉的信息整合，影响我们对于食物品位的判断。当我们感冒出现嗅觉减退时，会感觉吃什么东西都没有味道，这说明味觉和嗅觉之间存在一些联系。嗅觉是一种远距离感受化学刺激的感觉，我们不需要直接接触物体就能闻到它的气味；而味觉是一种受到直接化学刺激而产生的感觉，需要将物体放入口中才能品尝到味道。当品尝食物时，我们通过舌头上的味蕾感知味道，鼻腔内的嗅细胞感知食物的香气，这两种感觉能够相互作用与整合，在大脑中合成了我们认为的食物风味。

闻不到味儿怎么办

　　小丽一直患有鼻炎，平时没怎么在意。3 年前一次重感冒后出现"水泥鼻"，闻不到气味，吃饭也不香了，感冒好了之后发现依然闻不到，最多只能闻到一点刺激性的气味；因为闻不到气味，连她最爱吃的食物也失去了吸引力，最喜欢的花也只能看看，闻不到花香了，小丽觉得生活一下子失去了好多乐趣，感到很郁闷，小丽该怎么办呢？

 小课堂

1. 为什么会闻不到味儿

　　生活中，我们经常会觉得鼻子堵住了气味闻不到，以至于味觉也跟着发生变化。从专业角度说，闻不到味儿（即嗅觉障碍）是指在气味感受、传导及信息分析整合过程中，任何一个或几个产生嗅觉的通路环节，发生了器质性和 / 或功能性的病变，导致气味感知异常。不仅仅是鼻子堵住了气味无法到达嗅区，很多其他的问题都会对嗅觉造成影响，最常见于鼻和鼻窦疾病及上呼吸道感染后。

2. 闻不到味儿怎么办

　　刚开始闻不到味儿，患者通常不会太关注，后面持续性加重或者持续时间过久，才会慢慢重视起来。一般情况下，嗅觉障碍都需要前往耳鼻咽喉科进行正规的诊治，医生通过详细询问病史，完善鼻内镜检查、影像学检查（CT/MRI）、主观评估及心理、物理测试

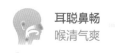
等，条件允许的话，接受嗅觉计测试、Sniffin' Sticks 检查法、鼻测压计、宾夕法尼亚大学嗅觉识别测试（University of Pennsylvania smell identification test，UPSIT）、嗅觉鉴别测试等，以及血液学相关检查等，再配合客观评估，尽可能全面评估，找出病因，有针对性地进行治疗，方能有好的疗效。

3. 闻不到味儿不是小问题，需要高度重视

第一，闻不到味儿就会失去食物的吸引力，尤其是老年人，大约 80% 的营养不良和体重下降都是由嗅觉减退导致的。第二，每年都有一定数量的老人死于煤气中毒，所以在厨房内和可能用明火的房间内必须设置烟雾报警器，特别是有抽烟习惯的嗅觉障碍患者，每个卧室都应配备。丙烷、丁烷等气体密度大于空气，检测器应放在接近地面的地方。天然气和烟雾密度小于空气，监测器须放在接近天花板等高处。第三，完全闻不到味儿的嗅觉丧失的患者很难发现食物变质，误食后会损害健康，并且偶有食物中毒的情况，建议丢弃腐败的食物，并在食用之前向嗅觉正常者核实所用的食物。第四，有部分颅内病变的首发或初始症状表现在嗅觉方面，要作为警示，不可掉以轻心，需要进一步检查排除明确病因。

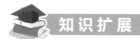知识扩展

1. 闻不到味儿有哪些不同的表现

不同程度的嗅觉障碍患者具有不同的表现，临床上主要分为嗅觉定量障碍和嗅觉定性障碍两大类，前者包括嗅觉减退、嗅觉丧失和嗅觉过敏，后者包括嗅觉倒错和幻嗅。嗅觉减退是指对气味感

受、识别、分辨能力下降；嗅觉丧失是指不能感知任何性质的气味；嗅觉过敏是指对一种或多种气味异常敏感；嗅觉倒错是指对气味性质感知的扭曲；幻嗅是指在没有气味刺激时产生的虚幻的气味感知。此外根据解剖部位，临床上将嗅觉障碍分为 4 类；根据病因，嗅觉障碍又分为了 9 类。

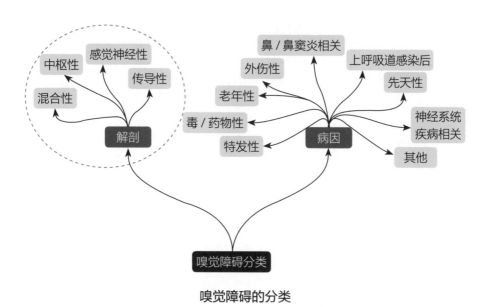

嗅觉障碍的分类

2. 闻不到味儿怎么治疗

通常，大部分由感冒引起的嗅觉障碍会自行恢复，不能恢复的及其他类型的嗅觉障碍的治疗方案主要包括内科治疗、外科治疗，以及这两种方法的联合应用。内科治疗包括鼻腔局部药物治疗和全身性药物治疗。外科治疗可能有助于缓解气流到达嗅区黏膜受阻，经一定时间的内科治疗无效者，推荐采用功能性鼻内镜手术。对影响到嗅觉的颅内、外肿瘤，挤压到嗅球、嗅束和内侧颞叶导致嗅觉障碍的中枢肿瘤，须设计尽可能不损伤嗅觉功能的手术进路，术中

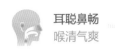

尽量保护嗅觉功能。此外，还应包括心理、物理及气味刺激的康复治疗，嗅觉训练就是非常好的方法，可明显改善嗅觉识别、辨别能力，对嗅觉阈有轻度改善作用。早期进行嗅觉训练可更好地提升嗅觉功能。其他治疗如中医药、针灸等也有一定作用。

 误区解读

感冒后闻不到味儿、吃饭不香，可以通过咀嚼柠檬、喝醋、口吞芥末等操作刺激和唤醒嗅觉、味觉

　　"以毒攻毒"的刺激方法并不可取，不仅不会唤醒嗅觉、味觉，还会给胃肠道造成伤害，原本恢复期就应该清淡饮食，如此操作反而加重身体负担；上呼吸道感染后出现的嗅觉、味觉减退可能是免疫系统对感染做出的反应，与反应强度有关，大部分可以在后期逐渐恢复，不需要做如此极端的刺激行为。

答案：1. D　2. B　3. ×

健康知识小擂台

单选题：

1. 以下不属于治疗嗅觉障碍的药物是（　　）

   A. 糖皮质激素　　　　　B. 银杏叶提取物

   C. 维生素 A　　　　　　D. 维生素 D

2. 嗅觉障碍临床上主要分为（　　）

   A. 传导性和感觉性　　　B. 定量障碍和定性障碍

   C. 外伤性和感染性　　　D. 先天性和后天性

判断题：

3. 长时间闻不到味儿也不用担心，不用去耳鼻咽喉科就诊，过段时间会慢慢恢复。（　　）

神奇的嗅觉
自测题
（答案见上页）

反应"过度"的身体——过敏与健康

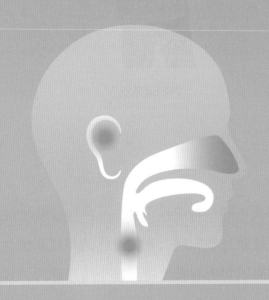

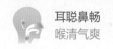

为什么会发生过敏

"阿嚏——阿——阿嚏——"每天早晨起来，15 岁的小明都要连续打数个喷嚏，如果进入到灰尘很多的地方，那更是喷嚏不断。同时流大量的清水鼻涕，经常发作的鼻塞和眼睛痒都严重影响了他的学习和生活。小明非常想知道，他到底是怎么了？

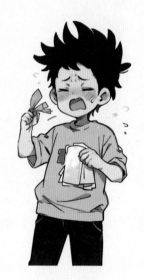

小明到底怎么了

 小课堂

1. 过敏发生的原因

过敏体质的人（即"特应性个体"）在与过敏原接触时，会发生过敏。在初次接触过敏原时，我们身体的免疫系统会产生 IgE 抗体，将特定过敏原识别为有害物质。这个阶段称为"致敏"阶段。

当再次接触过敏原，IgE 抗体与特定的过敏原结合，免疫系统和神经系统快速反应，会使鼻子、眼睛、气管、皮肤、心血管系统或消化系统出现过敏症状，这个阶段称为"激发"阶段。过敏的严重程度，从轻微刺激的流鼻涕、打喷嚏、皮肤红肿、瘙痒到可能危及生命的休克等紧急情况，均有可能发生。

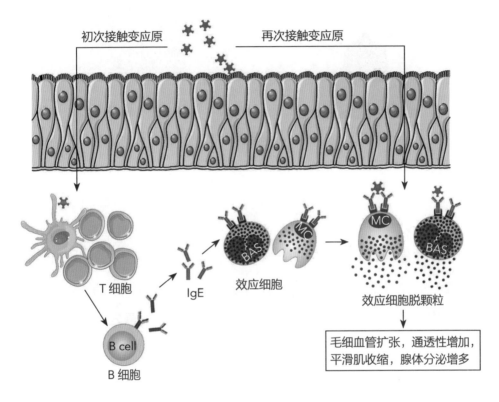

过敏发生的原因

2. 常见过敏性疾病都包括哪些

常见过敏性疾病包括：过敏性鼻炎、过敏性结膜炎、支气管哮喘、特应性皮炎（以湿疹为临床特征）、食物过敏、药物过敏、乳胶过敏、昆虫叮咬过敏、嗜酸性粒细胞性食管炎等。

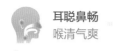
3. 导致过敏的环境因素

最常见的环境过敏原是花粉、尘螨、宠物皮屑等。除此之外，干冷空气和空气污染物的刺激也是导致呼吸道过敏症状的主要诱因之一。

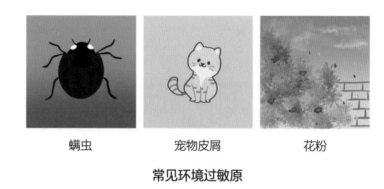

   螨虫   宠物皮屑   花粉

常见环境过敏原

4. 过敏会遗传吗

过敏是具有遗传倾向的，如果您患有过敏性疾病，并非您的孩子就一定会过敏，但是，出生在过敏家庭的儿童中有一半以上会患上过敏性疾病，而没有过敏性疾病家族史的儿童发病率为20%左右。

5. 过敏会传染吗

过敏性疾病不具有传染性。这是一种慢性非感染性炎症，而不是病原微生物导致的疾病，不会在人与人之间传播。

6. 过敏是因为身体免疫力低下吗

过敏不能说成是身体免疫力低下。实际上，过敏时身体免疫系统的两股势力此消彼长，打破了健康状态时的平衡。过敏状态下，有一些炎症细胞功能亢进，炎症因子明显升高，比如过敏发作期间，肥大细胞脱颗粒，产生大量组胺，引起症状。而另一些炎症细胞，如调节性 T 细胞数量减少或功能减弱，身体内的保护性抗体（如 IgG4）或炎症因子（如白细胞介素 -10）不足。

7. 运动对缓解过敏性疾病有帮助吗

虽然运动不能完全消除过敏，但它有助于减轻大多数人的过敏症状。这是因为体力活动可以带来更快速的血液流动，这有助于将过敏原更快地排出体外并减轻由它们引起的炎症反应。对于哮喘患者，运动尤其重要，因为运动可以提高机体的携氧能力。但是，也会有部分患者出现运动后过敏症状加重的情况，比如有一种过敏性疾病就是"小麦依赖 - 运动诱发严重过敏反应"。因此运动对于过敏性疾病的作用因人而异。

知识扩展

1. 过敏性鼻炎与哮喘——同一气道，同一疾病

除了皮肤过敏性疾病（如特应性皮炎）外，另外一类严重影响人们日常生活的过敏为呼吸道过敏，包括了过敏性鼻炎和过敏性哮喘。目前对于这两类呼吸道过敏疾病的研究让我们认识到，人体上、下呼吸道构成了一个整体，这被称为同一气道，同一疾病。二者在流行病学、临床症状、发病机制和治疗方法上有很多共同之处。高达 58% 的哮喘患者会同时患有过敏性鼻炎，同时 48.5% 的过敏性鼻炎患者合并哮喘。二者具有相同的诱发因素、相似的炎症反应和炎性细胞（如嗜酸性粒细胞）的浸润，可以说是"同根同源，如影随形"。治疗哮喘患者伴发的过敏性鼻炎可以显著改善患

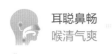
者的哮喘症状，降低就诊频率和减少治疗花费。

2. 怎样区分感冒和过敏性鼻炎

（1）咳嗽通常是过敏和感冒的共同症状，但感冒咳嗽通常是湿咳，有痰。而过敏多是咽痒导致的干咳。

（2）感冒是上呼吸道病毒感染造成的，会引起咽喉疼痛。而过敏性鼻炎不会。

（3）过敏通常不会引起发热。

（4）感冒病程通常在 7～10 天。而过敏可能为季节性发作或者常年发作。

（5）过敏还会引起眼、耳、鼻、咽喉和皮肤的发痒症状。而感冒不会出现上述表现。

误区解读

过敏了吃感冒药就行，不需要看医生

感冒药往往含有抗组胺的成分，所以部分轻度过敏患者在自服感冒药后，症状会得到缓解。但是感冒药物往往为复方药，大多数感冒药以对乙酰氨基酚或布洛芬为主要成分，这些成分旨在缓解疼痛和发热等与过敏无关的症状，长期使用对人体有害。

同时，许多感冒药还有止咳成分，而过敏相关咳嗽往往是由免疫系统对过敏原的反应引起的干咳。典型的止咳药物成分对过敏性咳嗽没有作用。患者还是需要根据医生的指导通过药物进行规范、针对性的治疗。

流清水鼻涕是过敏性鼻炎吗

　　李先生大学毕业即入职一家合资企业，从事市场营销工作。两年来工作勤勤恳恳，兢兢业业，但是销售业绩总是排名靠后。经一名老客户提醒才发觉由于自己时不时地流鼻涕、擤鼻、揉眼等小动作，已经严重影响了客户的第一印象，甚至是公司的形象。

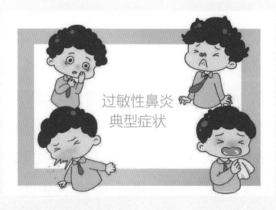

过敏性鼻炎典型症状（鼻痒、鼻塞、流鼻涕、打喷嚏）

 小课堂 · · · · · · · · · · · · ·

1. 什么是过敏性鼻炎

　　过敏性鼻炎，又称变应性鼻炎，是临床中十分常见的慢性疾病，保守估计全世界过敏性鼻炎的患者超过 5 亿，已经成为全球性公共健康问题。它是特应性个体暴露于致敏原后由免疫球蛋白 E 介导的组胺释放，且有多种免疫活性细胞和细胞因子参与的鼻黏膜非

169

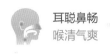

感染性、慢性、炎症性疾病。

2. 过敏性鼻炎对健康危害大吗

　　过敏性鼻炎不是单纯的鼻腔黏膜疾病，如果不及时治疗，任由其进展，还可发展为支气管哮喘、特应性皮炎、慢性鼻窦炎、过敏性结膜炎、上气道咳嗽综合征、睡眠呼吸障碍、分泌性中耳炎等疾病。近年来的更多研究显示，过敏性鼻炎与肥胖、男性勃起功能障碍、心理疾患（焦虑与抑郁）、记忆力减退都存在不同程度的联系。同时考虑到过敏性鼻炎与儿童发育期腺样体肥大之间的相关性，积极治疗过敏性鼻炎也有助于缓解患儿因腺样体肥大导致的相关症状。

3. 如何确诊过敏性鼻炎

　　过敏性鼻炎患者的常见症状包括阵发性喷嚏、清水鼻涕、鼻痒、鼻塞等症状，同时可伴有眼痒、流泪等眼部症状。春秋季节发作时，有些患者还可出现耳痒、咽痒、咳嗽等鼻外症状；鼻腔检查时，常见鼻甲黏膜苍白、高度水肿，鼻腔内有大量清水样分泌物。如果怀疑自己得了过敏性鼻炎，患者最好到具备过敏原检测条件的医院就诊，经耳鼻咽喉科或者鼻专科医师的详细询问，获知患者典型的临床症状，并经鼻内镜或者前鼻镜的检查，以及至少 1 种过敏原皮肤点刺试验和 / 或血清特异性免疫球蛋白 E 阳性结果相结合才能做出明确诊断。

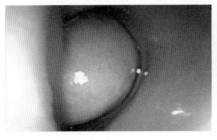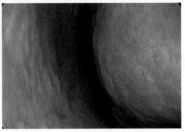

过敏性鼻炎患者（左）与正常人（右）内镜下鼻腔对比

4. 过敏性鼻炎如何治疗

过敏性鼻炎的治疗原则为"防治结合，四位一体"，包括环境控制、药物治疗、免疫治疗和健康教育。环境控制是指避免或减少接触过敏原。药物治疗即对症治疗，可快速缓解过敏性鼻炎患者的症状，但不具有长期疗效，根据治疗效果可实行药物种类的阶梯选择方案。特异性免疫治疗，即脱敏治疗，属对因治疗。外科治疗目前尚被认为是辅助治疗方法，医生和患者均须酌情考虑。

知识扩展

1. 我国过敏性鼻炎患者的常见气传致敏原

国内过敏性鼻炎患者常见的气传致敏原包括屋尘螨、粉尘螨、艾蒿、德国小蠊、树木花粉、藜、特异青霉和动物皮毛这八种，但是我国因地域辽阔，各区域气候和植被等自然环境多变，社会和经济状况不一，居民生活习惯差异大，引发气传致敏原的优势种类差异明显。华南地区以屋尘螨、粉尘螨、热带尘螨为主，而艾蒿、豚草和蒲公英则在西北地区十分常见。

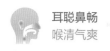

2. 过敏性鼻炎的常用药物有哪些

鼻用激素、二代口服和鼻用抗组胺药、白三烯受体拮抗剂均为过敏性鼻炎治疗的一线用药，推荐使用。肥大细胞稳定剂、鼻用减充血剂和抗胆碱药作为二线用药，可酌情使用，需要特别注意的是，减充血剂使用不当会导致药物性鼻炎。中药、花粉阻隔剂、鼻腔盐水冲洗和抗免疫球蛋白 E 治疗，对于特定的人群和特殊的需求，可酌情应用。

3. 除了药物，治疗过敏性鼻炎还有其他方法吗

特异性免疫治疗是目前被认为唯一可彻底逆转变态反应性疾病自然进程的治疗方法，且能够预防过敏性鼻炎发展为哮喘，减少新发致敏原的产生。特异性免疫治疗包括皮下免疫治疗和舌下免疫治疗，总疗程均为 3 年。最小适用年龄，前者为 5 岁，后者为 3 岁。目前仅适用于屋尘螨和粉尘螨等极少数致敏原阳性的过敏性鼻炎患者的脱敏治疗。

 误区解读

1. 不是花粉季节发病就不是过敏性鼻炎

花粉症是指季节性过敏，过敏性鼻炎有季节性，也有常年性。如果是发生在春季或秋季，多数是由于各种植物开花造成花粉浓度增高引起的，又称为花粉症。花粉症可以包括由花粉引起的过敏性鼻炎，有可能还有其他部位过敏，如皮肤过敏的皮疹或支气管哮喘等其他过敏症状。因此，花粉症和过敏性鼻炎两者既有互相重叠的区域，有类似的症状，又不完全一样。

2. 过敏性鼻炎无需治疗，可以自愈

过敏性鼻炎的产生是环境和基因交互作用的结果，随着国内经济高速发展，城市化进程的加速，生活和工作节奏紧张，导致各种诱发过敏的风险因素增多，一旦罹患过敏性鼻炎，病情往往会长期反复发作，逐渐频繁，并可能诱发其他相关疾病。因此，发生过敏性鼻炎后，建议积极治疗。

过敏能根治吗

在抖被子、打扫卫生时，或者一到花粉飘扬季，就不停打喷嚏、流鼻涕，严重时还会出现哮喘及全身的皮疹。楼下大伯说，过敏是体质问题，没法治疗的。其实不然，虽然过敏从机制上说不能完全根除，但是经过合理治疗，可以改善生活质量，减少并发症的发生。

 小课堂

1. 怎样才能知道对什么过敏

想了解对什么过敏可以进行过敏原检测，检测方法有三种：①皮肤点刺试验。点刺针将皮肤浅层刺破，使特定的过敏原渗入皮肤，进行检测。通常对这种物质过敏，会在 15 分钟内出现局部红斑。②特异性 IgE 检测。过敏患者的血清中，具有部分过敏原特异性的 IgE，也就是介导过敏反应的抗体。若特异性 IgE 检测结果为阳性，可以说明该过敏原可引起过敏性鼻炎等。③鼻部激发试验。

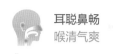
用特定的过敏原提取液或药物（如组胺、盐水等）通过某些载体放置于受试者鼻黏膜表面，观察受试者接触之后的反应，从而判断过敏与否。

2.　所有的过敏原都能检查吗

所有的过敏原都是蛋白质。过敏性检查一般分为吸入组和食入组。吸入组包括常年性的过敏原，例如屋尘螨、粉尘螨、动物皮毛、真菌等；季节性的过敏原，包括春季花粉、秋季花粉，以及各种的草类和柳絮等，这些季节性存在的过敏原也称作间歇性的过敏原。食入组包括鸡蛋白、蟹、虾、海鱼、牛肉、牛奶等。临床常用的检测大多是某些过敏原的组合；该组合中一般包括 20~40 种自然界最常见的、人类最常接触的、具有地域或时间差异的过敏原，较为符合当地的过敏原流行特征。由此可知，并不是所有的过敏原都能得到确定。

3.　过敏能根治吗

与高血压、糖尿病等疾病的治疗理念相似，过敏性鼻炎治疗也属于慢性病管理，虽然不能彻底治愈，但通过规范化的综合治疗，可以长期控制症状，显著提高生活质量。

确定了过敏原之后，要尽量避免接触过敏原。如果进一步确认阳性过敏原暴露和过敏症状之间的明确联系，可考虑进行脱敏治疗。脱敏治疗是目前唯一能够改变过敏自然病程的治疗方法。

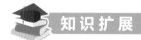 知识扩展

1.　脱敏治疗的原理是什么

脱敏治疗，即过敏原特异性免疫治疗，是一种对因治疗方法。

原理是在明确导致过敏性疾病的主要过敏原的基础上，让患者反复接触从小剂量逐渐增加剂量的过敏原提取物，使机体免疫系统产生对此类过敏原的耐受，从而控制或减轻过敏症状。

脱敏治疗的疗效是非常确切的，主要表现为经过脱敏治疗后患者的鼻痒、打喷嚏、流鼻涕等过敏症状明显减轻或者消失，而且不再需要使用药物治疗。脱敏治疗可以改变过敏性疾病的自然进程，可预防过敏性鼻炎患者发生哮喘，预防增加新的过敏原，并且可以保持远期疗效。

2. 哪些患者可以脱敏治疗

脱敏治疗首先要明确导致患者临床症状的过敏原，也就是患者先要进行过敏原检测，确定了过敏原之后，再进一步确认阳性过敏原暴露和过敏症状之间的明确联系，必要时可以进行过敏原的鼻黏膜激发试验来确定这种联系。此外也要具体考虑患者的过敏原情况，比如是否阳性过敏原过多不易进行脱敏治疗。

能否脱敏治疗还要取决于过敏原种类，目前国内标准化的过敏原疫苗主要针对 2 个过敏原，一个是尘螨，另一个是北方城市秋季的核心花粉黄花蒿，它们也是目前中国最常见的室内和室外过敏原。

3. 脱敏治疗怎么进行

目前在国内的脱敏治疗有两种方式，一种是皮下注射，一种是舌下含服。治疗原理都是从小剂量的过敏原疫苗，慢慢增加剂量直到维持量，使患者免疫系统逐渐产生对此类过敏原的耐受，整个治疗周期一般都是 3 ~ 5 年。

皮下注射分集群流程和常规流程两种。集群流程就是起始治疗阶段每周来一次医院，需要连续来 7 周，此后第 2、4、6 周各来一

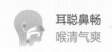

次医院，然后进入维持期，即每 6~8 周来一次，一直维持 3 年；而常规流程则是每周来一次医院的起始阶段需要持续 14 周，后者适用于年龄比较大或者伴有哮喘的患者。

舌下含服的疫苗一般存放于小瓶中，患者卷起舌头，然后把疫苗滴落到舌下即可。通常分为 1 号、2 号、3 号、4 号、5 号瓶，它们的浓度不一样，按照医嘱不同阶段使用不同浓度的疫苗和剂量。

 误区解读

过敏原检查阴性就是不过敏

过敏原检测并非万能，检查一般针对 IgE 介导的速发型过敏反应。检查项目也是最常见的导致人体过敏的过敏原，包括吸入性和食物性，只有二三十种，而平时日常生活中可能会接触很多很多的过敏原，所以我们查的过敏原是比较局限的，不能够完全反映出具体对什么东西产生的过敏反应。有些患者的过敏原是在生活体验中发现的，而不是从检查结果中发现的。

过敏要怎么急救

"沾衣欲湿杏花雨，吹面不寒杨柳风。"春暖花开的季节又到了，小张和朋友们约着去郊外踏青、赏花，和大自然来一次亲密拥抱。郊野公园里随处可见绿叶新芽、繁花绽放，一幅如诗如画的美景，让人陶醉不已。大家都沉醉在春天的美景中，突然有人发现小张满脸皮疹，呼吸急促。大家连忙呼叫救护车，将他送到了医院急诊。

 小课堂

1. 什么是严重过敏反应

过敏反应，也称为变态反应，是机体接触过敏原后发生的免疫系统的过度应答。

严重过敏反应，是一种严重的、速发并可能危及生命的过敏反应。过敏体质的个体接触到过敏原后在较短时间内就会出现过敏反应，并可能累及多个器官。一般会先表现在皮肤和黏膜，出现皮肤瘙痒、皮疹，甚至皮肤和黏膜的肿胀。可能会出现咽喉水肿、气道痉挛、呼吸困难、腹痛、呕吐、出冷汗、面色苍白，甚至意识丧失等危及生命的表现。

2. 出现严重过敏反应如何急救

（1）迅速脱离导致过敏的环境，立即停止接触可能的过敏物质。

（2）迅速拨打急救电话或者快速去最近的医疗场所。

（3）如果有低血压的表现，可以平躺，避免剧烈运动，可以把下肢垫高一些。

（4）如果有呼吸困难，可以取端坐位，如果有吸氧的条件，可以高流量吸氧。如果出现昏迷，要取侧卧位。

（5）如果有条件，可以使用肾上腺素进行肌内注射，注射部位可以选在大腿中上部（外侧肌肉群）。

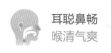

（6）如果是在输注药物的过程中出现了严重过敏反应，立刻停止用药，但是不要把针头拔掉，保持急救药物进入机体的通路。

（7）如果被昆虫蜇咬伤，想办法拔出虫体或者毒刺。

（8）如果是严重过敏体质患者，或者曾经发生过严重过敏反应者，在家里备一支急救用的肾上腺素笔（自动注射器）。

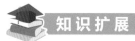 知识扩展 ///

常见过敏原的防治对策

常见的过敏原的防治对策主要是针对吸入性过敏原，食入性过敏原主要以回避为主。有些吸入性过敏原的完全脱离是有难度的，比如尘螨和真菌等。对于尘螨，要保持居住场所的整洁、通风，避免使用地毯，减少毛绒玩具的使用；其次，勤洗和晾晒被褥、衣物，每周清洗床单被罩，可以用 55～60℃ 的热水烫洗，达到杀死尘螨的目的。对于真菌，保持居室的通风，脱离阴暗潮湿的居住环境。对于花粉，首先应该明确对哪种花粉过敏，根据该种花粉在当地的飘散情况，适当避免外出。外出时佩戴口罩，回家后更换衣物，或可以洗浴冲洗掉过敏原。

 误区解读

1. 食物过敏自己催吐就可以了

如果是食物导致的过敏反应，不要自行催吐。催吐并不能减轻已经发生的过敏反应，而且容易诱发误吸等严重后果。

2. 食入性过敏原阳性一定不能吃这种食物

食入性过敏原阳性不一定是对该食物过敏，阳性数值越高，代表食用该食物过敏的可能越大。如果进食该食物快速发生红斑、风团、水肿等速发过敏反应，那就需要严格回避该食物。如果之前没有发现明确的过敏史，建议由少到多、逐步添加该食物进行观察。很多儿童的食物过敏可以随年龄的增大逐渐耐受，所以食物过敏可以每年进行相应的复查和监测。

答案：1. C　2. D　3. ×

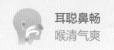

健康知识小擂台

单选题：

1. 过敏性鼻炎药物治疗中，不建议使用超过 7 天的是
（　　）

    A. 鼻喷激素　　　　　B. 口服抗组胺药

    C. 鼻用减充血剂　　　D. 白三烯受体拮抗剂

2. 关于严重过敏反应，不正确的是（　　）

    A. 可能会出现咽喉水肿，气道痉挛

    B. 如果有低血压，可以把下肢垫高一些

    C. 如果有呼吸困难，可以端坐位

    D. 如果被昆虫蜇咬伤，可先不拔出虫体或者毒刺

判断题：

3. 一次头孢皮试阳性，终生不能使用头
孢类药物。（　　）

反应"过度"的
身体——过敏与
健康自测题

（答案见上页）

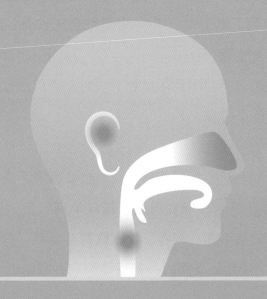

综合运输
"中继站"
——吞咽和
咽部健康

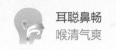
食物分拣运输"第一站"

　　80 岁的王奶奶吃饭、喝水的时候频繁呛咳甚至出现了肺部感染。咨询医生后得知这种情况称为吞咽障碍。正常情况下食物通过口腔、咽腔进入食管，然后入胃。而在出现吞咽障碍时，食物就有可能改变路径，进入气道，引起吸入性肺炎。

小课堂

1. 吞咽的正常过程是什么样的

　　吞咽是指食物经咀嚼而形成的食团由口腔运送入胃的动作或整个过程。吞咽不是一个随意活动，而是一种反射，必须有特定的刺激才能引起。吞咽时食团刺激咽部，反射性地使软腭上升，咽后壁在肌肉作用下向前膨出，从而封闭了鼻咽通道，避免食物进入鼻腔。同时声带内收，喉升高，并向前紧贴会厌软骨，封住咽喉通道，避免食物进入气管。食团被挤入食管，继而引起食管蠕动，将食物继续向下推送。当食团到达食管下端时，贲门舒张，之后进入胃中完成吞咽的整个过程。

2. 哪些器官参与了吞咽的生理过程

　　大脑是吞咽顺利进行的"指挥棒"，如果协调不当，那么就可能出现吞咽不畅或吞咽时把食物或水错误地向气流通道传输等情况。执行器官则包括下颌、双唇、舌、软腭、咽喉、食管等器官，当它们的结构和/或功能受损时，都可能引起吞咽困难。

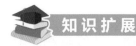

知识扩展

1. 错误的吞咽姿势有什么危害

（1）牙齿：由于错误吞咽时，舌尖部总是位于上下颌牙槽突之间。上下前牙长期间断受力容易导致牙列前端出现裂缝。另外，不利于上颌和上颌牙弓的发育，容易出现上颌牙弓狭窄。由于错误吞咽时的舌位不正确，舌尖并未如正常吞咽时上抬压迫硬腭部。长期如此，上颌牙弓内外肌力不平衡，颊侧肌肉长期向内挤压牙齿，上颌牙齿缺乏舌肌力量的支持，可能出现上颌牙弓的狭窄。

（2）面容：由于错误吞咽时往往有表情肌的参与来完成吞咽动作，唇颊侧表情肌的频繁参与易导致法令纹（鼻唇沟）较深等问题。

（3）生长发育：错误吞咽比正常吞咽多了唇颊肌发力过程，进食更容易感到疲惫，吞咽效率较低，影响生长发育。

2. 哪些是不好的吞咽习惯

（1）吃饭时应当细嚼慢咽，注意力集中，做到"食不语，寝不言"。

（2）避免进食时过急过快，进食过大、过硬、温度过高或者有尖利边缘的食物。

（3）老人、儿童、瘫痪患者等人的吞咽反射不如健康成人灵敏，尤其需要注意不要进食容易嵌顿和误吸的食物。

（4）错误的吞咽姿势主要是指伸舌吞咽，吞咽时舌位于上下颌牙之间或抵住上前牙，上下牙齿分开，口唇和舌尖封闭口腔前方，下颌向前方少许移位。而正确的吞咽姿势指吞咽瞬间上下牙列咬合接触，上下口唇关闭，舌向上，舌尖部在上颌切牙的后上方抵

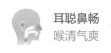

住腭部，几乎看不到唇及表情肌的收缩。

（5）避免长期进食过硬、过热或者腌制食物。做好毒物、异物的管理贮藏等工作，不要用口含异物，尽量减少误咽，一旦发现误咽或误吞，第一时间急诊就诊，积极救治。

 误区解读

1. 出现吞咽困难不需要紧张

吞咽困难不是一种单一的疾病，而是一种临床症状。多种疾病均可以引起吞咽困难。因此，找到引起吞咽困难的原因是很重要的。吞咽困难易导致误吸，引起肺部反复感染，甚至出现窒息危及生命，长期的吞咽困难还会导致营养不良，这些都可以通过专业人员的帮助得到有效的预防和治疗。此外，吞咽困难不能经口进食的患者容易产生抑郁、社会交往障碍等精神心理症状，也需要专业人员介入处理。总之，出现吞咽困难时，需要引起足够重视，进行合理干预，才能可以较好地解决问题。

2. 吞咽困难的患者吃的食物越稀越好

由于吞咽困难的患者咀嚼和吞咽功能减退，不适宜进食那些难于嚼碎的、嚼碎后难于形成食物团块的、难于吞咽的食物。具体来说，就是那些坚硬、松散、不易咀嚼、易粘在口腔内、有骨头有刺的食物。吞咽困难患者选择食品应遵循的原则：硬的变软、稀的变稠、避免异相夹杂、质地均匀爽滑。所以并不是越稀越好。

3. 吞咽时抬头可以帮助吞咽困难的患者进食

吞咽时抬头，气道处于开放状态。患者仰视，食物滑落速度加快，来不及咀嚼和吞咽，非常容易发生误吸。喂食时，视线一定要跟患者保持水平或低于患者，患者维持微微低头的姿势。

吞咽困难是不是得了癌

王大爷今年68岁，平时喜欢抽烟，每天烟不离手，是个有30多年烟龄的老烟民。退休以后日子轻松了，晚饭还喜欢喝上口小酒。但是近半年来，王大爷总是感觉吃东西的时候噎得慌，开始只是吃烙饼、馒头的时候，还埋怨老伴做得太硬。最近连喝粥都觉得咽不下去了。王大爷的女儿催着他去医院好好查查。

 小课堂

1. 吞咽困难可能有哪些原因

吞咽困难是不能安全有效地把食物由口送到胃内的一种临床表现。吞咽困难可能来源于咽部或食管的问题。

（1）食团难以从咽部进入食管，表现为食物尤难通过咽部，伴有流质食物经鼻反流、呛咳等。这多数与口咽部、下咽部、食管上端括约肌及食管横纹肌功能障碍有关。在年轻患者中常由肌肉疾病、食管蹼或食管环引起。在老年患者中则常由中枢神经系统疾病引起，包括脑卒中、帕金森病和痴呆等。局部的异物，炎症和畸形也可造成食团难以通过咽部。

（2）食管性吞咽困难：是指食团通过食管发生障碍，可分为机械性及动力性两类。

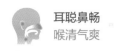

机械性食管性吞咽困难首先出现在吞咽大块或其他固体食物时。食管肿瘤、良性狭窄，肿大的纵隔淋巴结或先天性主动脉弓畸形均可出现机械性食管性吞咽困难。动力性食管性吞咽困难无液体、固体吞咽困难之分，主要见于贲门失弛缓症、弥漫性食管痉挛等，有时是由癔症引起的。

2. 什么疾病会引起吞咽困难

（1）腔内因素：误食的食物或物体过大或者尖利，不能正常通过上消化道，形成食管异物梗阻会导致吞咽困难。

（2）管腔狭窄：当上消化道发生病变或肿瘤时，会导致管腔狭窄甚至闭锁，或者周围器官和组织（比如喉、甲状腺、淋巴结等）发生病变或肿瘤引起压迫或者侵犯，进而造成吞咽困难。

（3）神经功能障碍或中毒：中枢神经疾病如脑梗、神经肌肉功能障碍、中毒等其他因素造成吞咽或者食管运动障碍，也可能会引起吞咽困难。

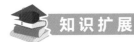

知识扩展

1. 吞咽困难还会有哪些伴随症状

吞咽困难早期没有特殊的临床表现，仅是偶尔吞咽时的梗阻感，可能会并发食物残留引起的口腔异味、牙及牙周疾病等。随着病情的加重，可能会出现烧心、胸骨后疼痛，疼痛可以放射到背、下颌、颈部和左臂，也可以伴随一定程度的咽痛；进食过程中或进食后可能伴有呛咳，如果不能咽下的食物或水误入肺部，可能导致咳嗽、咳痰、发热等吸入性肺炎的症状；不能适时吞咽口水，造成流涎，甚至食物从口或鼻腔喷出、反流；其他症状包括体重减轻、饮食习惯改变、食欲改变、味觉变化、口腔干燥或唾液黏稠、言语和嗓音异常、睡眠不佳等。

2. 吞咽困难应该就诊于哪个科室

吞咽困难的原因比较复杂，所以要看具体是由什么原因诱发或者什么疾病引起的吞咽困难。颈部淋巴结肿大及甲状腺肿瘤、颈段食管病变、食管异物、咽喉疾病要去耳鼻咽喉头颈外科就诊；吞咽困难合并反酸、胃灼热感、前胸部疼痛，可到消化内科就诊；食管恶性肿瘤、反流性食管炎、食管憩室、食管畸形等应该去胸外科就诊；怀疑中枢性神经肌肉疾病引起的应该去神经内科就诊；如果所有科室均排除了器质性疾病，则需要考虑到心理科就诊。患者可以根据自己的主要伴随症状选择首诊临床科室。

3. 吞咽困难会做什么检查

一般医生会先根据问诊和简单体格检查初步了解患者情况，做出初步的判断，根据不同的情况，进行下一步的检查。

（1）病史：问诊包括吞咽困难出现的时间、诱因、持续时间、伴随症状及变化情况；饮食营养状态、家族史、吸烟饮酒史、以往的疾病史及治疗情况等。

（2）体格检查：营养状况，口腔、咽喉、神经系统检查。

（3）检查：饮水试验，食管造影、食管镜、胃镜及超声内镜、影像学检查、食管测压或其他必要的神经电生理检查。

4. 吞咽困难应该怎么进行治疗

吞咽困难的治疗原则是轻度吞咽困难者应该积极治疗原发病，中重度吞咽困难者应该在对症营养支持治疗，保证营养摄入的前提

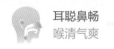

下，对原发病进行救治，防止和减少并发症。

卡了鱼刺怎么办

卡鱼刺，在生活中不算少见。但是，最近有根鱼刺，却险些夺走了一条人命。

近日，王先生下班回家后，几口就把妻子煮的鱼汤喝了下去，但很快就感到喉咙一阵刺痛感。他赶紧吃了几口饭，又喝了醋，但疼痛一点都没有改善。直到三天后，陈先生因突然开始呕血紧急就医，检查发现一根近 4 厘米长的鱼刺卡在了他的食管上段，且已经刺穿食管又穿进胸主动脉。

 小课堂 ●●●●●●●●●●●●●●●●●●●●

1. 卡了鱼刺有哪些临床表现

（1）咽喉刺痛感和异物感，甚至吞咽困难：如果鱼刺对咽喉黏膜刺激较严重，会导致咽喉黏膜出现红肿、破溃，出现咽喉刺痛，在做吞咽动作时，刺痛感会加强；如果刺入食管，可能会产生异物感，进食时异物感加重甚至导致吞咽困难，部分患者出现恶心、干呕。

（2）咳嗽：鱼刺卡在咽喉会刺激咽喉部黏膜，出现反射性咳嗽，在鱼刺移动后有所缓解。

（3）声音异常：鱼刺卡在喉部可导致喉部水肿，对正常发音造成不良影响，出现声音嘶哑症状。

（4）出血：鱼刺属于尖锐异物，若在体内长期停留，可能会造成损伤出血。

（5）呼吸困难：如果鱼刺停留在喉部附近，长期未取出继发感染可能导致喉黏膜充血、水肿，严重时对呼吸造成影响，甚至会出现呼吸困难的症状。

2. 除了鱼刺，还有哪些容易卡住的耳鼻咽喉异物

（1）耳、鼻腔异物：多发于学龄前儿童，常为不慎塞入的较小异物。①非生物类异物，如纽扣、纽扣电池、玻璃珠、纸卷、玩具、石块、泥土等；②植物类异物，如瓜子壳、花生、豆类、果核等；③动物类异物，如昆虫、水蛭等。以非生物类异物及植物类异物多见。

（2）咽喉异物：多属不慎经口进入的尖锐细长物品或较大易卡顿的食物等，除鱼刺外，如家禽骨、坚果核、枣核、义齿等，可刺入扁桃体、咽侧壁、舌根、会厌谷、梨状窝，甚至食管等处。

3. 进食时卡住了异物，如何正确应对

（1）停止进食水：当感到异物卡顿住时，要保持镇定，立即禁饮、禁食，尽量减少吞咽动作，让咽喉部肌肉放松，防止将异物挤压到更深部位。可以轻咳，看能否将异物咳出。

（2）判断异物的位置：可尝试用汤匙或牙刷柄压住舌头的前半部，后下压舌部，在电筒照射下，如肉眼能看见异物，有把握的情况下，可用镊子等钳住，并将其轻轻夹出。如果缺乏把握，应立即前往医院，并向医生描述异物的位置。

（3）寻求医生帮助：若异物感明显且无法自行缓解，出血、呼吸困难或颈部、胸部疼痛感明显者，应立刻到医院耳鼻咽喉科就诊，向医生清楚描述食用了什么食物，异物可能是什么，哪个部位最不适。

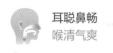
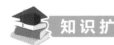 **知识扩展**

1.　卡异物了到医院，医生一般会怎么治疗

　　医生会根据异物的大小、深浅及部位给予不同的处理。

　　（1）判断异物位置：可能会采取喉镜、CT 或 X 线，食管造影、胃镜等方法来寻找异物。

　　（2）位于口咽部、喉咽部比较浅显位置的异物，医生会尝试在直视下取出。若异物太小未找到，或在扁桃体下极深面、会厌谷、梨状隐窝等深在部位，或患者咽反射特别明显（恶心呕吐的感觉强烈），医生会考虑借助喉镜等工具。

　　（3）若怀疑异物已经进入食管，会先做一个食管钡餐造影检查或颈胸部 CT 检查；一旦证实有异物嵌顿，根据具体情况，通过胃镜或者食管镜取出异物，甚至有可能需要在全身麻醉下取出异物。通过自然腔道难以取出的，依据异物的性质和位置，可能需要外科手术切开甚至开胸取出。

2.　如何才能预防异物卡顿的发生

　　耳、鼻、咽、喉均为自然腔道，异物可以进入，鼻腔异物在儿童中发病率较高，常见于好奇心强的孩子，在玩耍时将豆类、果核、塑料玩具等东西塞入自己或他人鼻孔内。咽喉异物成人多见于进食仓促或进食时受到惊扰而误吞咽鱼刺、动物骨骼、果核或其他质硬食材。小孩子更多见于将各种小玩具、硬币等东西放入口中，哭闹、跌倒、嬉戏而误吞，或因乳牙换牙时脱落而误吞。老年人多因咽反射迟钝，咀嚼功能差而发病，也常见假牙松动脱落而误吞。此外，精神病患者、昏迷、醉酒、癫痫发作、咽肌瘫痪、自杀、麻醉未醒时也可能误吞异物。

（1）重视用餐前的准备工作：尽量优先选择刺少肉多的鱼类如三文鱼、龙利鱼、鳕鱼等，在食用前对有刺鱼类进行去骨预处理。对于婴幼儿，不建议喂食花生等食物，易导致气道异物。老年人及脑血管意外、颅脑肿瘤等导致咽反射迟钝者，不建议食用有刺的鱼肉、有细小骨头的鸡鸭禽类、大枣等带有尖锐果核的食物。

（2）养成正确的用餐习惯：吃饭时要细嚼慢咽，尽量不要在吃饭的时候讲话，不要进食过快或在吃饭时大笑。有碎骨片、果核、鱼刺的菜肴不宜同饭菜、饭汤等混吃。应仔细咀嚼将骨刺吐出，以免误咽。

 误区解读

1. **误咽异物的急救误区**

误区一：大口吞饭或馒头。

大口吃东西不仅可能造成噎住，还会导致异物在食物的挤压下刺入咽喉部深处，不仅会增加异物取出的难度，甚至会造成更多的创伤和感染。

误区二：卡骨头或鱼刺可以大量喝醋来软化。

喝醋后醋会迅速从咽喉部中流入食管，不会在异物处长时间停留，所以起不到软化的作用。如果异物较大或尖锐，喝大量的醋可能会导致咽喉的黏膜受到损伤，加重黏膜水肿的症状或引起胃部不适，反而会增加卡喉的不适感。

误区三：手指抠挖催吐可以吐出异物。

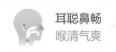

不要盲目使用工具或用手指抠挖，这样不仅会造成反胃、呕吐，也容易加深异物卡顿的位置，造成症状加重。

2. 卡鱼刺可以用海姆立克急救法

海姆立克急救法是利用冲击腹部来解决异物堵塞气道而造成的气道梗阻的急救技术，主要用于急性呼吸道异物堵塞，鱼刺是细而尖的，达不到堵塞气道的程度，所以当卡鱼刺时，使用海姆立克急救法抢救是无效的。

慢性咽炎能治好吗

陈女士是一名班主任老师，平时总觉得咽喉部干燥，好像有痰却咳不出。今年她第一次带毕业班，压力不小，上述症状随之加重，上课多了还会声音嘶哑。对疾病的担忧影响到了陈老师的睡眠和工作状态，在家人的支持和陪同下，她决定到医院耳鼻咽喉科好好看一看。在门诊，陈老师焦急地询问："医生，我这种情况要紧吗，是不是长了什么不好的东西呀？""这个病能根治吗，时间久了会恶变吗？"经过医生耐心仔细地解答，陈老师紧锁的眉头终于舒展开来。

 小课堂

1. 什么是慢性咽炎

慢性咽炎是咽部黏膜、黏膜下及淋巴组织的弥漫性慢性炎症，多是由急性炎症反复发作、不良刺激因素长期存在或邻近器官病灶导致的。本病多见于成年人，尤其是一些经常用嗓的职业，如教师、歌手、主持人等，或长期吸烟饮酒、嗜食辛辣生冷食物者。另外在空气污染严重的城市患病率极高。慢性咽炎病程长，症状顽固，可持续几年或几十年，较难彻底治愈。

2. 怎么缓解咽炎症状

（1）寻找刺激因素并去除：病因治疗是慢性咽炎的关键所在。明确病因是病因治疗的前提。有其他上呼吸道炎症者积极治疗鼻炎、鼻窦炎、慢性扁桃体炎等疾病；有胃食管反流者接受系统的药物治疗并注意清淡饮食；过敏性鼻炎或全身过敏性疾病者须查找过敏原，进行抗过敏治疗；用嗓过度者尽可能少说话或者说话的时候注意力度和方式；戒烟戒酒；饮食习惯不良者少吃辛辣刺激性食物；工作环境有粉尘者使用防尘口罩等。

（2）药物治疗：各种含漱液、润喉片等，有助于保持口腔清凉舒适，减少咽部不适。中成药制剂亦可用，有利湿化痰、清热解毒之功效。急性期可做雾化吸入治疗。

3. 咽炎要做什么检查

最常用的是喉镜检查。这是评估咽喉部病变和排除肿瘤最直接有效的方法。比如：间接喉镜是通过一个小镜片反光进行咽喉部检查，虽简便易行但清晰度不高。纤维喉镜或电子喉镜是通过纤维软镜或者硬镜，自带光源和成像系统，伸到咽喉部来观察并记录咽喉的形态和运动状态。如果怀疑是肿瘤，还会用到一些特殊的成像系统，比如"窄带成像"来观察肿块周围的血管生长情况。如果怀疑有刺激咽喉的因素，比如咽喉反流、打呼噜等，可以采用相应的检查来进行筛查。

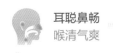
4. 慢性咽炎能治好吗

慢性咽炎易复发，不易治愈。治愈情况与能否彻底去除病因密切相关。坚持适量运动，适当补充维生素，增强身体免疫力，戒除烟酒等不良嗜好，养成良好的生活饮食习惯，可促进疾病痊愈。

5. 慢性咽炎会癌变吗

慢性咽炎一般不会癌变，普通患者在明确病因后遵医嘱治疗即可。但烟酒过度、反流性咽喉炎患者或出现痰中带血、声音嘶哑、吞咽困难、症状持续加重等时，则须全面仔细检查，包括咽喉周围的组织，排除鼻、咽、喉、气管、食管、甲状腺、颈部乃至全身的隐匿性病变，警惕早期恶性肿瘤的可能，并定期复查、注意病情变化。

 知识扩展

喉咙总感觉有东西堵着是怎么回事

医学上将"喉咙总感觉有东西堵着"称之为"咽异常感觉""咽异物感""咽异感症"，中医学称之为"梅核气"。患者自觉咽部有毛刺、异物、堵塞、黏附、瘙痒、干燥等异常感觉，这种感觉在空咽口水时明显，吞咽食物时反而不明显。患者常因此养成用力"吭""喀"或频繁吞咽的习惯，希望通过这些动作清除或缓解不适。

咽部的神经支配极为丰富，故十分敏感。导致咽异常感觉的常见原因有两大类：一类是咽部及其邻近器官病变，如慢性咽炎、"小舌头"（悬雍垂）过长、扁桃体肥大、咽喉部肿瘤、胃酸等胃内容物反流刺激；另一类则与感知的敏感性、精神因素有关，或由内分泌功能紊乱引起的（如女性更年期）。

误区解读

1. **慢性咽炎多吃点消炎药就行了**

许多患者认为"咽炎"当然要"消炎",便自行购买并服用抗生素,甚至频繁更换或同时吃几种抗生素,这是非常错误的做法。慢性咽炎一般不需要使用抗生素治疗,因为它多数并非细菌感染所致。如果长期、反复使用抗生素还可能造成咽喉部正常菌群失调,产生耐药性或诱发条件致病菌感染,加重病情,甚至损伤其他脏器。

2. **咽喉异物感很可能就是得咽喉癌了**

咽喉异物感是常见的症状,多于上呼吸道感染后出现或加重,也可长期存在。感觉咽喉部长东西了,非常担心是不是癌变了,尤其是更年期之后的女性,除了异物感还会感觉咽部干痒不适。其实癌变一般是没有症状的,只有累及功能性器官才有所表现,例如喉癌的最典型特征就是声音嘶哑,下咽癌可能会影响吞咽功能。而大多数的咽喉异物感其实是慢性咽喉炎的症状,当然少数肿物也可以合并咽喉异物感,所以当出现咽喉异物感时,到医院就诊,行喉镜检查还是有必要的,可以排除肿瘤从而缓解紧张焦虑的心情,紧张焦虑也会加重咽喉异物感。

答案:1. C 2. D 3. ×

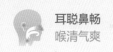

耳聪鼻畅
喉清气爽

健康知识小擂台

单选题：

1. 导致慢性咽炎的原因不包括（　　）

　　A. 职业因素　　　　　　B. 环境因素

　　C. 遗传因素　　　　　　D. 饮食因素

2. 以下不是慢性咽炎典型症状的是（　　）

　　A. 咽干　　　　　　　　B. 咽痒

　　C. 咽异物感　　　　　　D. 声音嘶哑

判断题：

3. 如果出现吞咽哽噎感但能正常饮食，不需要立刻就医

　　检查。（　　）

综合运输"中继
站"——吞咽和
咽部健康自测题

（答案见上页）